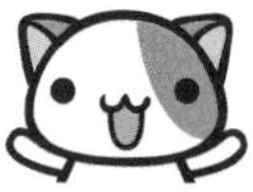

問題集
解剖生理をおもしろく解く

了徳寺大学
医学教育センター 教授

増田 敦子

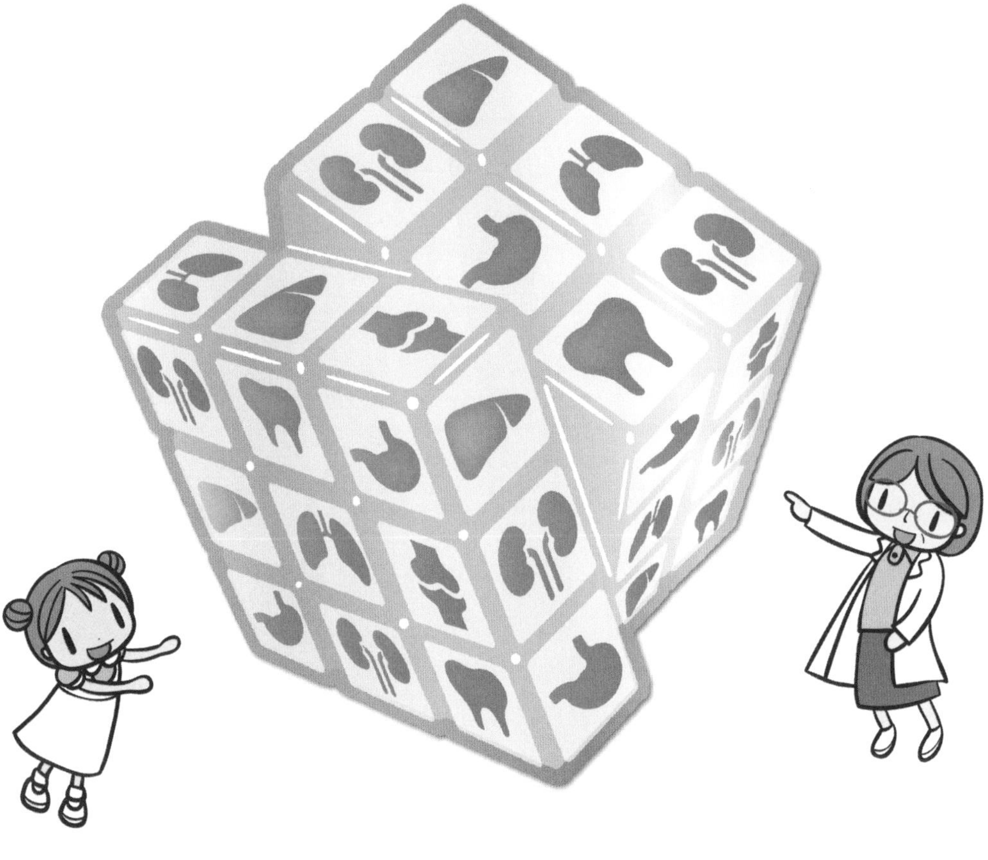

サイオ出版

まえがき

身体の構造は必ず、その機能と結びついています。一つひとつの細胞や組織の形にはそれなりの理由があり、身体がうまく機能するよう、支え合っています。そういう意味で、身体はまるで１つの社会のようでもあり、壮大な宇宙のようでもあります。

看護をはじめ医療に携わる者にとって、身体の構造を知り、その機能を学ぶことはとても大事なことです。しかし、しかめ面で人体標本と向き合い、一つひとつの名前を暗記するだけでは、そのおもしろさを感じることは難しいでしょう。

何を学習するにしても、なぜそれを学ぶのか、という目的や動機づけが重要で、それが学ぶ意欲にもつながります。ただ、看護師になるために解剖生理学を勉強するというのも大切な目的ですが、まだ実際の看護にどのように役立つのか、またなぜ必要なのか、ということがわからないまま勉強するから、なおさら難しくなるのではないでしょうか。

ですから、いまは無理に看護に結びつけようと思わなくてもいいのです。いずれ皆さんの多くは、看護に当たるわけですが、その対象となる患者さんも私たちと同じ人間ですから、まずは自分の身体について興味をもつことから始めてみませんか。

必要なのは想像力です。想像力に欠ける知識は、臨床では役に立ちません。人間の身体は、実に多くのさまざまな臓器からできていますが、それぞれの臓器の働きだけを勉強しても、１人の生活体としての人間の全体がみえてきません。ですから、想像力をもって身体と向き合うことは、実はとても大切なことなのです。

「解剖生理学は苦手」「難しい漢字が出てくるだけで、チンプンカンプン」「カタカナばかりで混乱してしまう」「覚えることが多すぎて、授業についていけない」―。このような話を学生さんからよく聞きます。そうした学生さんたちにこそ、読んでほしいと思って、本編ともいうべき『解剖生理をおもしろく学ぶ』をつくりました。本書は、まさにその続編となる問題集です。身体の構造と機能について、本編で学んだ知識がしっかりと自分のものにできているかどうかを確かめるため、問題を解いてみてください。きっと解剖生理学がおもしろくなってくるはずです。多くの人々へ看護を提供するために、皆さんが学んだ知識をぜひとも生かしてください。

2020年７月

了徳寺大学医学教育センター教授

増田　敦子

Contents

Chapter 1 流れる・運ぶ

Chapter 2 呼吸する

Chapter 3 食べる

Chapter 4 捨てる

Chapter 5 調整する

Chapter 6 感じる・考える

Contents

Chapter

1 流れる・運ぶ

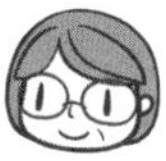

ナスカさん、心臓って、どこにあるか知ってますよね？

はい、左胸にあります。

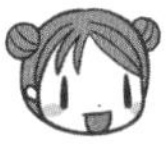

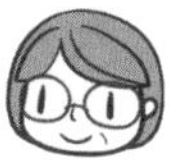

じゃ～、心臓マッサージをするときはどこを圧迫しますか？

えーっと、胸骨の下のほうです。ということは、心臓は胸の真ん中にあるんですか？

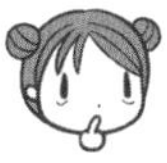

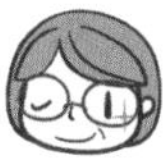

そうです。心臓の下部は左に偏っていますが、胸骨下部の真下、つまりほぼ正中部にあります

問題 1 心臓の位置と構造

次の文章の空欄に、適切な語句を語句群から選び、記入しなさい。
[語句群]　臓側心膜　横紋　平滑　心基部　心尖部　胸骨　縦隔　肺

心臓は①________の後方、胸腔内の中央で左右の②________に挟まれた③________の下部にあります。心臓を前から見ると、下部が少し左に張り出した台形にみえますが、立体的には円錐形をしており、左下前方にある頂点を④__________、右上後方にある底面を心底あるいは⑤__________といい、第５肋間の高さにあります。

心臓の大きさはちょうど「握りこぶし」くらい。重さは成人でおよそ300gの中空器官です。心臓壁の大部分を占める心筋は骨格筋と同じ⑥________**筋**で、外表面は心外膜である⑦__________、内腔表面と弁は心内膜でおおわれています。

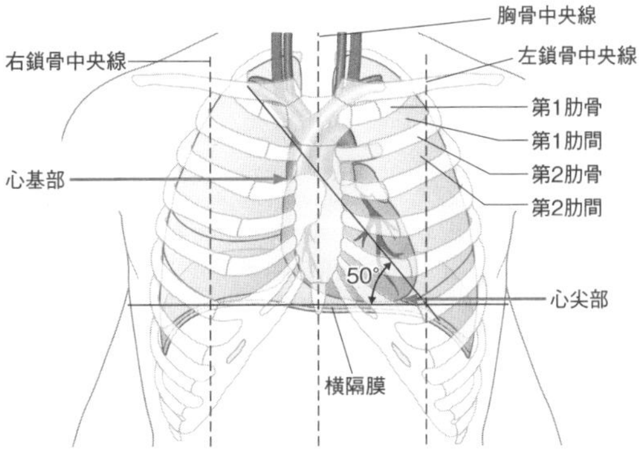

図 1-1　心臓の位置

問題2 心臓の内腔

心臓の内腔の図の空欄に、適切な語句を語句群から選び、記入しなさい。
[語句群（複数回の使用可）]　右心室　左心室　右心房　左心房　下大　上大　三尖　僧帽　大動脈　肺動脈　肺静脈

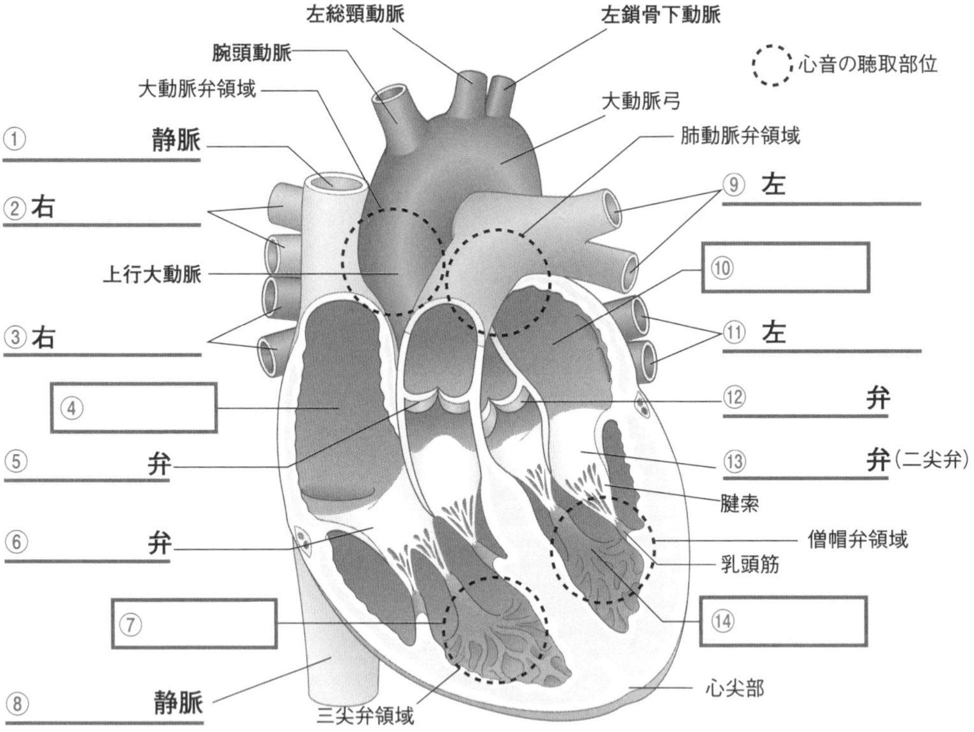

図 1-2　心臓の内腔

心房中隔と**心室中隔**により左右に仕切られた内部はさらに、弁膜によって上部の**心房**と下部の**心室**に分かれます。つまり、心臓の中には、合計4つの空間があるわけです。

⑬**弁**は2つの弁尖からできており、⑥**弁**は3つの弁尖からできています。⑥**弁**と⑬**弁**は房室弁とよばれ、⑤**弁**と⑫**弁**は**半月弁**ともいわれます。

問題3 心臓の刺激伝導系と自律神経系

次の文章の空欄に、適切な語句を語句群から選び、記入しなさい。
[語句群]　副交感　交感　房室結節　洞房結節　ヒス束　徐脈　頻脈

心臓は特殊な心筋である刺激伝導系により、神経の刺激がなくても拍動することができます。まず、①______________で自動的に興奮が発生し、それが②______________、③______________、左右の脚、プルキンエ線維の順に伝わり、心臓全体が興奮し、拍動します。健康であれば、①での興奮の頻度が心拍数を決めているので、ペースメーカーともよばれます。

心拍数が変化するのは、刺激伝導系に対して④__________**神経**がアクセル、⑤__________**神経**がブレーキをかけるからです。

また、心筋に異常があったり、刺激がうまく伝わらない場合、心臓の拍動が乱れることがあります。心拍数が100回/分を超えることを⑥________、反対に心拍数が減って60回/分になることを⑦________とよびます。

問題4 心音の発生と聴取部位

次の文章の空欄に、適切な語句を語句群から選び、記入しなさい。
[語句群（複数回の使用可）]　心房　心室　大血管　半月　房室　頭　尾
心基部　心尖部

正常な心臓を聴診器で聴くと、「ドックン」と2つの心音が聴取できます。最初の「ドッ」は心臓の収縮時に①________から②________への血液逆流を防ぐために③________**弁**が閉鎖するときに生じるⅠ音、次の「クン」は心臓の拡張時に④__________から⑤________への血液逆流を防ぐために⑥________**弁**が閉鎖するときに生じるⅡ音です。

心音は、突然閉鎖した弁が血液を跳ね返し、血液が弁と心室壁や血管壁との間を行き来し、血液や壁が振動して生じる音ですから、血流の方向に沿って拡散します。したがって、心音が聴取しやすい部位は、大動脈弁、肺動脈弁では、それぞれの弁の直上より大血管に沿って⑦________**側**に、三尖弁では右心室の、僧帽弁では左心室の最も胸壁に近い⑧__________です。

問題5 働きものの心臓は、どうやって自分を養う？

次の文章の空欄に、適切な語句を語句群から選び、記入しなさい。
［語句群］ 5　10　40　60　70　80　100　200　壊死　冠状動脈　狭心症　心筋梗塞　ポンプ

成人男性（体重60kg）の場合、全身に流れる血液の量はおよそ①＿＿＿＿**L**。この血液が流れる血管の長さは、10万kmにも及ぶといわれています。10万kmといえば、地球を2周半もする長さです。そんな気が遠くなるような長さの管に毎日大量の血液を送り、循環させているのですから、心臓の②＿＿＿＿**作用**がいかに強いかがわかるでしょう。

安静時に心拍数を測定すると、1分間におよそ③＿＿＿**〜**＿＿＿**回**くらいになります。これが1日続くと、合計で9〜12万回も収縮を繰り返す計算です。

1回の収縮あたり送り出す血液の量は④＿＿＿**〜**＿＿＿**mL**ですから、1日あたりではなんと、6〜10t（トン）という量になります。

1日あたり9〜12万回も収縮を繰り返している心臓は、それだけたくさんの**酸素**と**栄養素**を必要としています。それを供給するのは、大動脈から最初に分岐する⑤＿＿＿＿＿＿で、大動脈の付け根のところから、左右向かい合わせで起こり、心臓全体を囲むようにして分布しています。この動脈が閉塞すると、そこから先の末梢部分の心筋に血液が流れなくなり、その部分の細胞は⑥＿＿＿＿してしまいます。これがいわゆる⑦＿＿＿＿＿＿です。

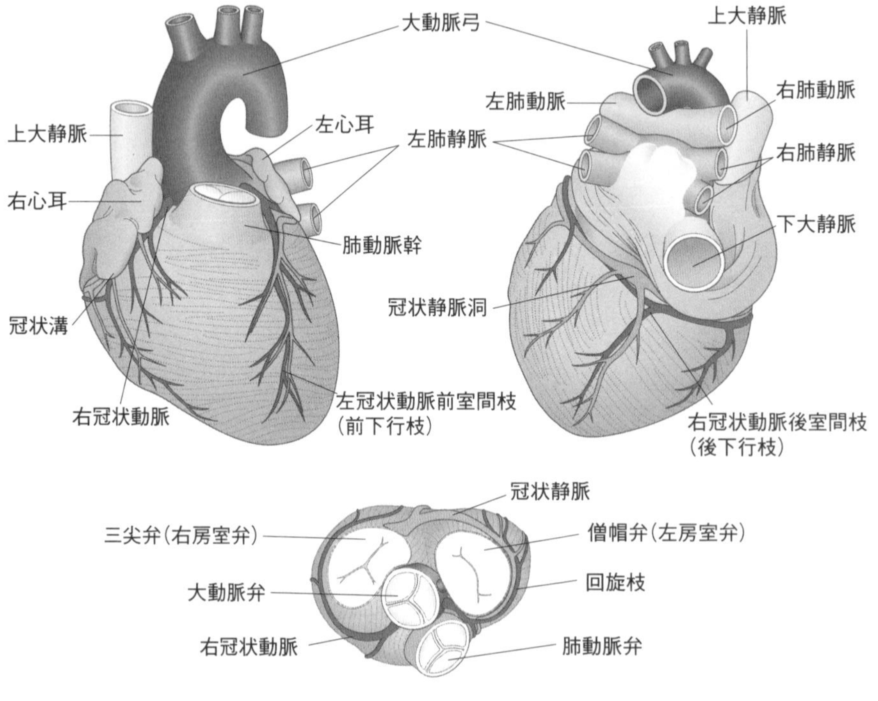

図1-3　冠状動脈

問題6 全身の血液循環

次の文章の空欄に、適切な語句を語句群から選び、記入しなさい。
［語句群（複数回の使用可）］　右心室　左心室　体循環　肺循環

心臓を出た血液は、どこへ向かうんでしたっけ？

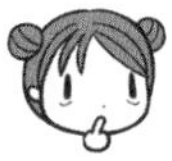

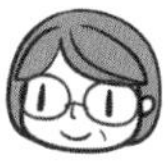

それは、心臓の右側から出るのか、左側から出るのかで変わってくるわね

えーとたしか、①＿＿＿＿＿から出るのが全身へ向かって、②＿＿＿＿＿から出るのが肺へと向かう

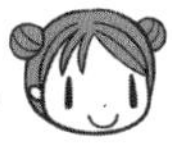

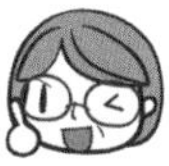

そう。ちなみに、③＿＿＿＿＿から全身に向かって右心房へ戻るルートを④＿＿＿＿＿、⑤＿＿＿＿＿から肺を経て左心房へと戻ってくるルートを⑥＿＿＿＿＿とよんでいます

問題7 からだに張り巡らされた交通路

次の文章の空欄に、適切な語句を語句群から選び、記入しなさい。
［語句群（複数回の使用可）］　酸素　静脈　心臓　動脈　二酸化炭素　毛細血管

人間社会の交通路には、高速道路もあれば、車の入れないような細い路地もあります。身体に張り巡らされている交通路も、これと同じようにさまざまです。

高速道路に相当するのは、**大動脈**や**大静脈**などの太い血管です。急いでモノを運ぶにはこの高速道路を利用するのがいちばんですが、高速道路は個々の家々までは走っていませんね。細胞という目的地へ向かうには、国道や県道などの幹線道路を抜け、最後はどうしても、細い路地を進まなければなりません。

身体の中で国道や県道に相当するのは、①＿＿＿＿＿と②＿＿＿＿＿、もしくは**細動脈**や**細静脈**です。細い路地にあたるのは③＿＿＿＿＿で、血液と細胞の間の物質のやりとりはすべて、この血管を介して行われます。

道路ついでにたとえると、①は「下り路線」、②は「上り路線」ということもできます。この場合、起点となるのは④＿＿＿＿＿です。

下りの③では、運んで来た⑤＿＿＿＿＿と**栄養素**を荷下ろしし、個々の細胞へと届けています。反対に上りの③では、細胞が出した⑥＿＿＿＿＿や**老廃物**を受け取り、心臓へ戻ろうとしています。

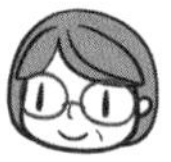

解剖学では⑦＿＿＿＿＿を起点にして、そこから出る血管を⑧＿＿＿＿＿、そこに戻る血管を⑨＿＿＿＿＿と名づけています。でもね、これって必ずしも流れている血液とは一致しないのよ

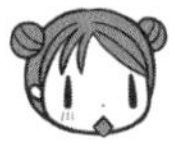

どういうことですか

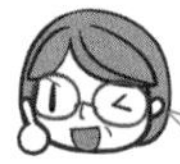

解剖学的には、心臓から肺へ向かう血管は動脈。でも、そこに流れているのは？

全身を流れて心臓に戻ってきた血液だから……⑩＿＿＿＿＿血だ

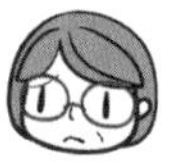

同じように、肺から心臓へ戻る肺静脈も、流れている血液は⑪＿＿＿＿＿血なの。これはあくまで例外よ。覚えてもらうしかないわね

問題 8　動脈と静脈

次の文章の空欄に、適切な語句を語句群から選び、記入しなさい。
また［　　］内の語句の正しいほうを選びなさい。
［語句群］　三尖　僧帽　動脈　静脈　遅筋　弾性　平滑　横紋

動脈の中でもっとも太いのは**大動脈**です。成人だと水まき用のホースと同じくらいの太さです。動脈壁は①＿＿＿＿＿**線維**をたくさん含み、この線維は、孔のあいたシートを何層にもつくります。内臓を動かす②＿＿＿＿＿**筋細胞**がこのシートの間に挟まって、ゴムのように伸び縮みすることを可能にしています。

静脈の壁は、動脈に比べて［③　**薄く**　　**厚く**　］できています。静脈の中の血液は、身体を動かしたときにできる小さな圧力の差を利用して、静かに流れていきます。

心臓よりずっと低い位置を流れる血液がどうやって心臓に戻るのか、不思議に思ったことはありませんか。

静脈には、血液を常に心臓の方向に流すための④＿＿＿＿＿**弁**があります。しかし、積極的に血液を押し出す力はありません。心臓より下にある血液、とくに脚の血液を心臓に戻すのは、おもに筋肉の動きです。身体を動かすと筋肉の収縮が血管を圧迫し、血液を心臓のほうへと押しやります。静脈には弁があるため、逆流する心配はありません。筋肉が弛緩すると血管も弛緩し、今度はその中に血液が充満します。そして再び、筋肉が収縮すると、今度はその血液が押し出されるのです。これを**筋肉ポンプ**といいます。

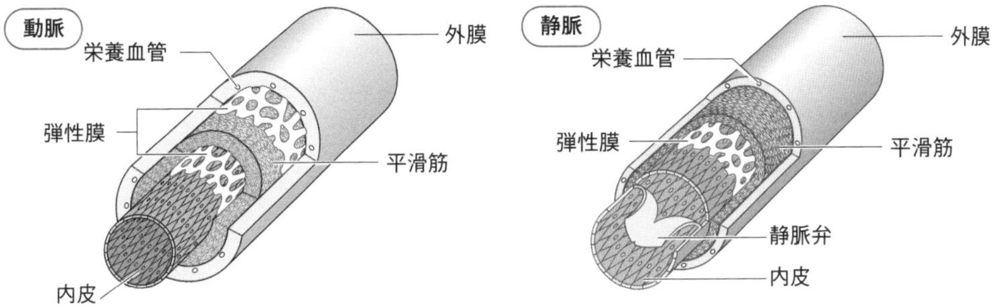

図 1-4　動脈と静脈

問題 9　血圧とは――収縮器血圧と拡張期血圧

次の文章の空欄に、適切な語句を語句群から選び、記入しなさい。
また［　　］内の語句の正しいほうを選びなさい。
［語句群］　拡張期　収縮期　心拍出量　抵抗

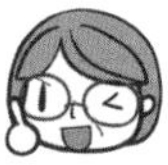
血液を押し出す力は、血圧よね？

知ってますよー。血管にかかる圧力のことですよね
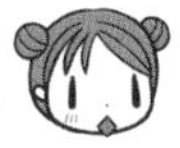

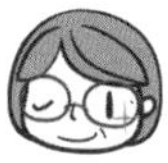
そう。ただし、血管は血管でも動脈にかかる圧力のほうね。静脈の場合は静脈圧とよんで区別しています

　蛇口からホースに向かって勢いよく水を流せば、ホースはピンと張った状態になります。これを血管に置き換えると、心臓が送り出す血液の量が多く、血管壁が強く押されている状態――つまり、血圧が［① **低い**　**高い**］ということになります。

　このとき、誰かが誤ってホースを踏んでしまったとしましょう。すると、踏まれる手前のホースはピンと張りつめた状態になりますが、踏んだ先に水は流れず、ホースはぐんにゃりしてしまいます。このぐんにゃりしているのが、血圧が［② **低い**　**高い**］状態です。

　血圧はこのように、血管を流れる血液の量（③　　　　　　）と、それを押し戻そうとする血管の力（血管の④　　　　）によって決まります。どちらが増えても血圧は高くなりますし、どちらが減っても血圧は低くなります。

　血圧を測ると、心臓が収縮して血液を押し出している間に、最も圧力が高くなります。これを⑤　　　　　　**血圧**（最高血圧）といいます。反対に、血圧が最も低くなるのは心臓が拡張するときで、⑥　　　　　　**血圧**（最低血圧）といいます。

問題10 血液はなんでできている?

> 次の文章の空欄に、適切な語句を語句群から選び、記入しなさい。
> また[ ]内の語句の正しいほうを選びなさい。
> [語句群(複数回の使用可)] 起立性 本態性 血漿 血小板 赤血球 体液 白血球 貧血 ヘマトクリット 20 44 60 80

身体の①＿＿＿＿%は水でできています(正確には重量を測定した場合の比率)。その体内にある水分は②＿＿＿＿とよばれ、そのうち、約1/3が細胞の[③ 内 外]にあり、そのまた一部が血液にあります。血液の液体成分を生理学では④＿＿＿＿といい、血液全体の約半分です。では、残りの半分はなんなのでしょうか?

試験管の中に採取した血液を入れ、抗凝固薬を加えて放置しておくと、血漿成分は薄い黄色のうわずみとなって分離します。このとき、下のほうに沈殿した赤い部分が血球成分で、ほとんどが⑤＿＿＿＿です。⑥＿＿＿＿と⑦＿＿＿＿は残りの1%に過ぎません。

血液に占める血球成分の割合を⑧＿＿＿＿(Ht)値といって、通常は⑨＿＿＿＿%です。⑩＿＿＿＿が血球成分のほとんどを占めるため、Ht値を測るとその量をほぼ測定できます。

⑪＿＿＿＿とは赤血球の数が減り、Ht値が低くなった状態のことです。立ちくらみと間違える人がいるけれど、立ちくらみは⑫＿＿＿＿低血圧とよばれる症状でまったく別のものです。

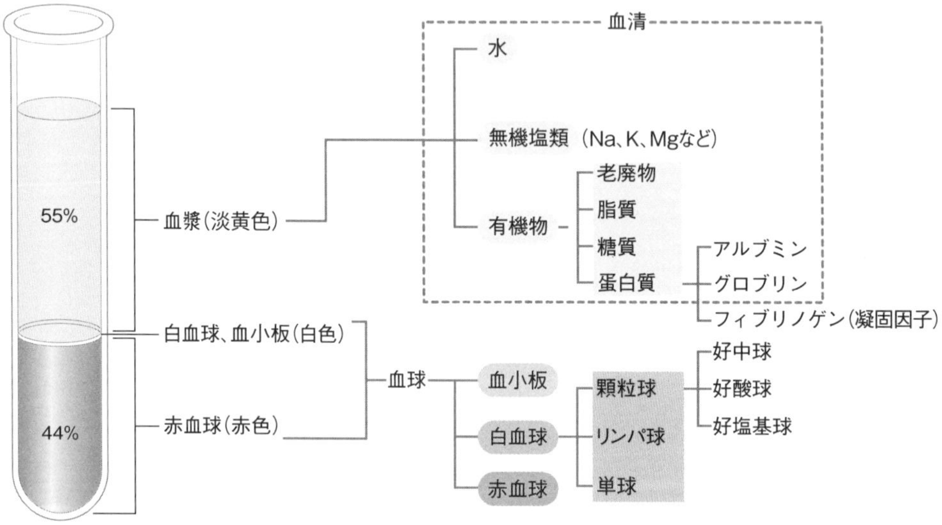

図 1-5 血液成分

問題11 血液を流れる円盤状の物質――赤血球

次の文章の空欄に、適切な語句を語句群から選び、記入しなさい。
［語句群（複数回の使用可）］　1　2　8　10　300　400　450　600　核　酸素　鉄　ヘモグロビン

赤血球の細胞は、中央がくぼんだ円盤状の形をしています。赤血球が単純な球形ではなく、扁平な円盤状になっているのは、そのほうが表面積を大きくすることができ、①＿＿＿＿の積み降ろしに都合がよいからだと考えられます。

大きさは、直径②＿＿＿＿μm（で、厚さは約③＿＿＿＿μm。μmとは1mmの1,000分の1ですから、赤血球を1列に125個並べてようやく、その直径が1mmになるかならないか、という大きさです。

赤血球の細胞には④＿＿＿＿がなく、中には⑤＿＿＿＿＿＿＿＿という、⑥＿＿＿＿を含んだタンパク質がぎっしり詰まっています。赤血球1個の中には2億5,000万個が詰まっており、重量比でいうと、赤血球の95%になります。

細胞にとって、⑦＿＿＿＿は最も大事な部分ですが、赤血球はそれを失うことで、細胞は死なないまでも、エネルギーの消費を最小限に抑えることに成功しました。自らは⑧＿＿＿＿を消費することなく、その運搬役に徹するため、分化したといってもいいでしょう。

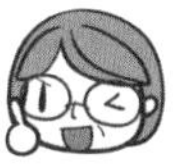

血液1μLの中に含まれる赤血球は、
女性だと⑨＿＿＿＿万個、男性だと⑩＿＿＿＿万個も
あるんですって

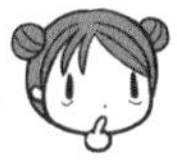

全身だと、どれくらいになるんだろう

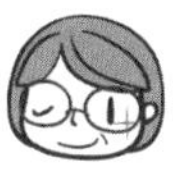

体重60kgの男性だと、血液4,800mL中に20兆個以上の赤血球が含まれている計算。これらを1列に並べると約16万kmになり、地球を4周もしてしまうのよ

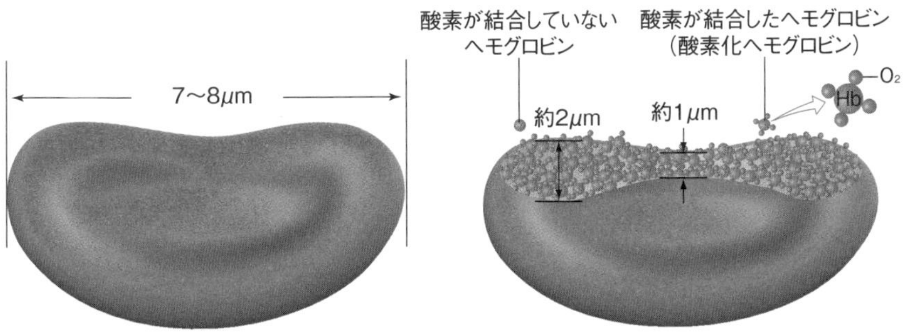

図1-6　赤血球の構造

問題12　ヘモグロビンが運ぶ酸素の量

> **次の文章の空欄に、適切な語句を語句群から選び、記入しなさい。**
> **[語句群（複数回の使用可）]　1　2　3　4　5　10　20　30　40　50　100**
> **糖質　脂質　タンパク質　二酸化炭素　一酸化炭素　グロビン　ヘム**
> **ビリルビン**

ヘモグロビンは、鉄を含む①＿＿＿＿という色素と②＿＿＿＿＿＿というタンパク質の化合物です。①の中にある鉄に酸素が結合して酸素化ヘモグロビンとなり、酸素を運びます。

血液100mL中に物理的に溶解できる酸素量は圧力に比例し、1mmHgあたり0.003mLしか溶けないので、酸素分圧③＿＿＿＿**mmHg**の動脈血で0.3mL、酸素分圧④＿＿＿＿**mmHg**の静脈血で0.12mLの酸素しか溶けていない。そこで、細胞へ運ぶ酸素量を、ヘモグロビンに結合する酸素で計算してみます。ヘモグロビン（分子量64,500なので1モルは64,500g）の1分子は⑤＿＿＿＿**モル**の酸素（1モルの気体は22.4L×4モル＝89.5L）と結合できるので、すべてのヘモグロビンに酸素が結合すると仮定すると、最大で約90Lの酸素を運ぶことができます。体重60kgの健康人で、100mL中に16gのヘモグロビンを含む場合、血液5L中に、16g×50＝800gのヘモグロビンを含むので、800g×90L／64,500gで、**約**⑥＿＿＿＿**L**の酸素を運ぶことができます。しかし、物質代謝のために、安静時でも1分間に約250mLの酸素を消費するので、⑦＿＿＿＿**分間**しかもたないことになります。

体内には⑧＿＿＿＿という巨大な栄養素の貯蔵があるので、何日か絶食しても死にません。酸素の貯蔵量はわずかなので、血流が途絶えると、ただちに酸素欠乏をきたします。3～5分の心停止では、脳に相当のダメージを与えることになることがわかります。

酸素欠乏は外的要因でも起こりますが、その1つが火事です。炭素化合物が酸素不足の環境で不完全燃焼を起こすと無色・無臭そして刺激性のない⑨＿＿＿＿＿＿が発生します。ですから、火事にかぎらず⑨はガス機器や石油ストーブ等でも発生します。⑨は酸素の200倍以上の強さでヘモグロビンと結合するので、酸素の運搬が極度に妨げられます。

窒素化合物や**硫化物**などの大気汚染物質も、酸素の数十倍もの強さでヘモグロビンと結合します。空気中にこうした物質が大量に含まれていると、ヘモグロビンは酸素を運ばずに、より相性のよい汚染物質と結合しようとします。

こうなると、血液を流れるのは酸素ではなく汚染物質です。身体中の細胞はいわゆる酸欠状態となり、最悪の場合は、窒息死してしまいます。

問題13 いざ、毛細血管の中へ

次の文章の空欄に、適切な語句を語句群から選び、記入しなさい。
[語句群] 栄養素 ガス交換 カリウム カルシウム ナトリウム 毛細血管

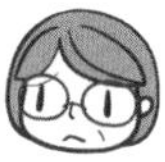

血液は運ぶ機能を備えた体液でもあり、
①＿＿＿＿＿＿や②＿＿＿＿＿＿などの電解質が含まれています。血液にはそのほかに、少量のタンパク質や糖、脂肪酸、コレステロールなども溶けています。
こうした③＿＿＿＿＿を運ぶのも、血液の重要な役割の１つよね

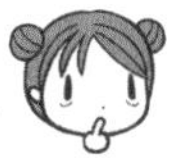

それにしても、血液に含まれる酸素と③は、どうやって細胞まで届けられるんだろう？

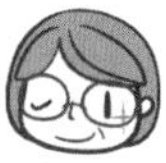

心臓から出た動脈の末端は枝分かれして細くなり、
細動脈から④＿＿＿＿＿＿と続きます。
この部分は、いわば動脈と静脈をつなぐ場所。壁は非常に薄く、物質の透過性に優れています。
酸素と二酸化炭素の⑤＿＿＿＿＿＿や、栄養素・老廃物の移動はすべて、ここで行われます。

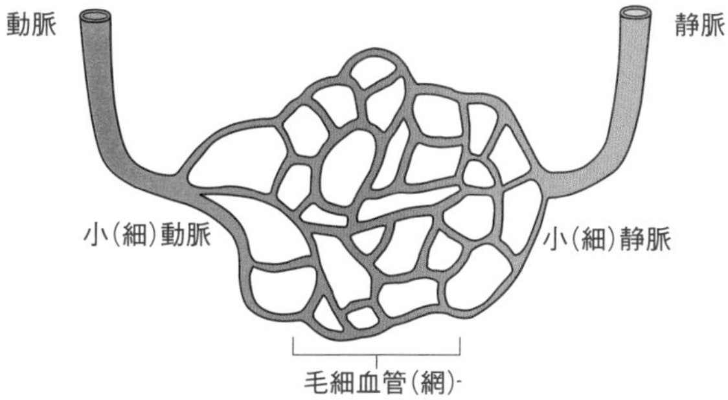

図 1-7 毛細血管網

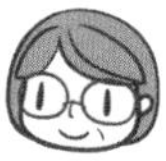

毛細血管の直径は５～15μm。赤血球が１列に並んで、やっと通れる太さしかないの

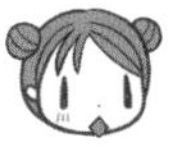

血液の流れも、すごくゆっくりですね

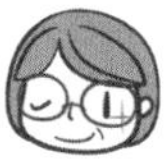

秒速0.5～1.0mm。心臓を出たばかりの大動脈を流れる血液のスピードが秒速50cmだから、およそ1000分の１くらいのスピードね

問題14 血圧と浸透圧のバランスによる水の移動

次の文章の空欄に、適切な語句を語句群から選び、記入しなさい。
また［　　］内の語句の正しいほうを選びなさい。
［語句群］ 15　25　35　45　55　アルブミン　ビリルビン　グルコース
タンパク質　電解質　膠質　酸素　電解質　半透膜

毛細血管付近での水の移動は、血管内から水を押し出そうとする力と引き寄せようとする力のバランス（差し引き）によって調節されています。では、この「押し出す力」と「引き寄せる力」とは、いったいなんなのでしょうか。

水の移動には**浸透圧**が関係していました。ここではさらに、**血圧**も関係してきます。さらに、毛細血管の壁は、選択的透過性をもつ①________でできています。物質によって、その壁を通れるものと通れないものがある、ということです。

毛細血管の壁を通り抜けることができるのは、**糖**（②________）や**水**、③______、**脂肪**、**ホルモン**、④________、**薬物成分**など小さな分子だけです。分子の大きなタンパク質は、通ることができません。こうしたタンパク質の代表格が、⑤________です。そして、このタンパク質が水の移動に際して重要な鍵を握ります。

血管の中にはこのタンパク質が［⑥ **多く**　**少なく**］、血管の外には［⑦ **多い**　**少ない**］。これは、血管壁という膜を介して濃度の違う液体が存在しているのと同じことです。この場合、血漿タンパク質は血管の壁を通り抜けることができないため、2つの濃度を均一にするためには、水の分子が血管の外から中へと移動することになります。

これを現象面でみると、まるで血漿タンパク質が水を引きつけているようにみえます。「**浸透圧＝水を引きつける力**」といわれるのは、そのためです。血漿タンパク質によって生じる浸透圧を**膠質浸透圧**といい、血管内のどこでも変わらず、⑧______ **mmHg**（ミリメートルエイチジー）です。

毛細血管では、こうした血漿タンパク質の浸透圧によって、間質液（組織液）が血管の中へと引き込まれます。間質液にはこのとき、細胞が出した物質（二酸化炭素や代謝産物、電解質など）も溶け込んでいますから、これらのゴミも間質液を介して血液中へと回収されていきます。

毛細血管から糖などの分子が押し出されるのは、ろ過の原理によるものです。毛細血管には小さな孔が無数に開いているため、そこに血圧がかかると、自然に押し出されるのです。

血圧は動脈側で［⑨ **高く**　**低く**］、静脈側で［⑩ **高く**　**低く**］なっています。動脈側の血圧を35mmHgとすると、35mmHg（押し出す力）－25mmHg（膠質浸透圧）となり、押し出す力が10mmHgほど強くなります。

一方、静脈側の血圧は15mmHgですから、15mmHg（押し出す力）－25mmHg（膠質浸透圧）で、10mmHgの水が引き寄せられます。

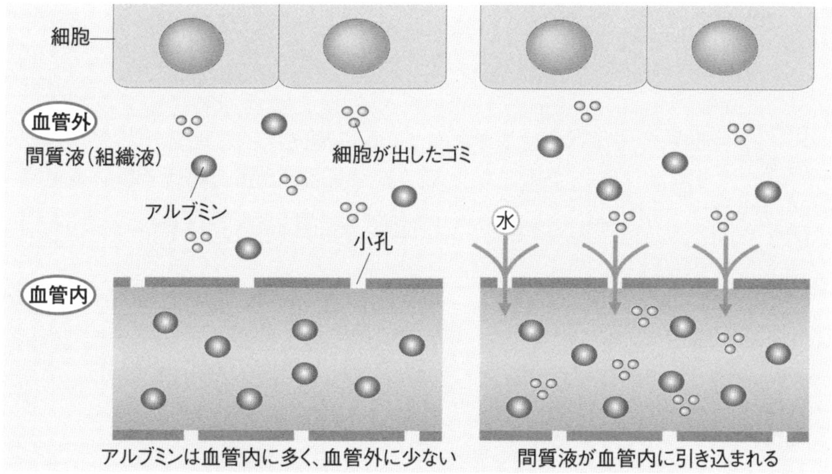

図 1-8　アルブミンの機能

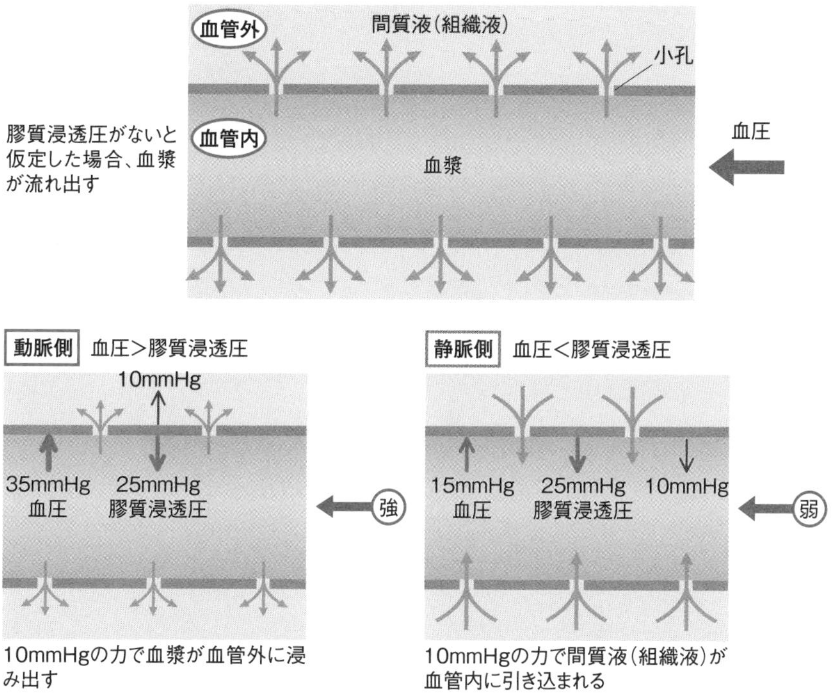

図 1-9　血圧と膠質浸透圧の関係

毛細血管に水分が引き寄せられるだけでなく、物質が浸み出す現象にも、膠質浸透圧が関係していますか

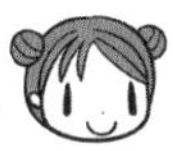

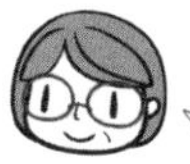

それには、膠質浸透圧だけじゃなく、血圧も関係しているの

その結果、動脈側でしみ出した水は静脈側で回収されるため、全身を巡る血漿の量はほぼ、変わらないことになります。

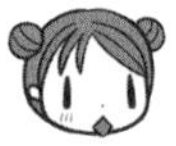

血管とリンパ管は、どう違うのですか？

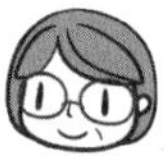

血管の中は行き止まりがなく、先に進めます。でも、リンパ管は一方が行き止まりになっていて、そういう管を盲管といいます。そこがリンパ管の出発点で毛細リンパ管といいます。

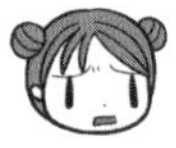

盲腸も片方が行き止まりですね。

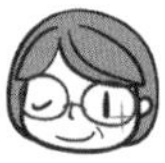

そうです、盲腸が大腸の出発点で、終点が直腸です。

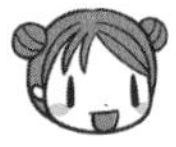

じゃあ、リンパ管の終点はどこですか？

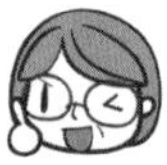

リンパ管は左右の鎖骨近くにある静脈角（内頸静脈と鎖骨下静脈の合流点）に合流するところまでです。

問題15　リンパ管

次の文章の空欄に、適切な語句を語句群から選び、記入しなさい。
［語句群］　胸管　膠質浸透圧　脂質　静脈　右リンパ本幹　毛細血管　リンパ

動脈側の毛細血管で漏れた水のほとんどは、①＿＿＿＿＿＿の働きで、静脈側の②＿＿＿＿に回収されます。しかし、ごく一部の水は回収できないまま、組織の中を漂うことになります。この、回収できなかった水を吸収するのがリンパ管で、そこで吸収された水を③＿＿＿＿とよびます。食物から摂取した栄養分のうち、④＿＿＿を運ぶのも**リンパ管**の役割です。

リンパ管には、静脈と同じように、逆流を防ぐ弁がついています。リンパ管自体に備わった平滑筋の収縮によって流れを作り出し、末梢から心臓へと一定方向にリンパを運びます。

毛細リンパ管は、全身の各組織に植物の根のように張り巡らされ、組織から漏れ出た水を回収しています。毛細リンパ管は次第に太いリンパ管へと合流し、最終的には、右上半身は⑤＿＿＿＿＿＿に、それ以外は⑥＿＿＿を通って⑦＿＿＿に合流します。

リンパ節はリンパ管に付属する米粒～豆粒大の器官で、リンパとともに流れてきた病原体や異物に対して**免疫反応**を起こす「関所」のような場所です。リンパ管には、比較的大きな分子や危険な細菌・病原菌なども入り込みやすいため、**生体の防御機能**も備わっています。

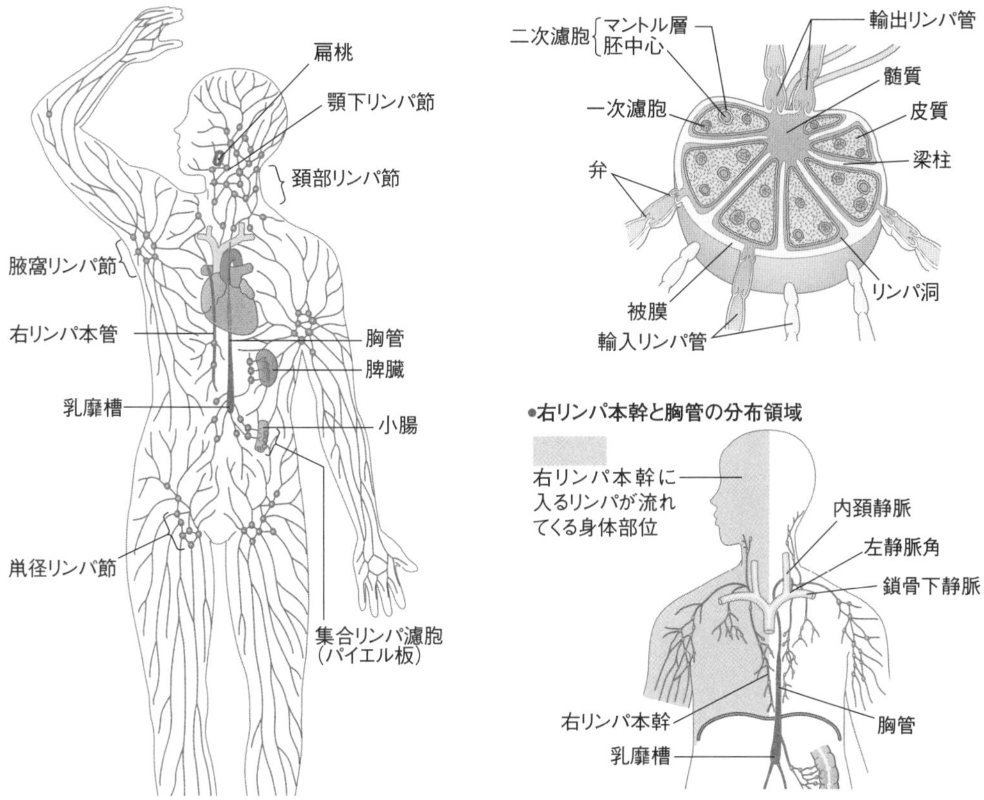

図 1-10　リンパ管とリンパ節の構造

問題16 運搬以外の血液の役割

次の文章の空欄に、適切な語句を語句群から選び、記入しなさい。
[語句群（複数回の使用可）]　循環　停滞　赤血　白血　免疫　耐性

血液の働きは運搬だけではありません。体内に細菌などが侵入してきたときに、これと闘って追い払うのも、血液の重要な役割です。細菌などから身体を守ることを、生理学では①＿＿＿＿といいます。血液に含まれる②＿＿＿＿球は、この機能において、とても重要な働きをしています。

③＿＿＿＿球は、血流に乗って全身をパトロールし、体内に細菌が侵入してくると、血管から出てきて細菌を攻撃したり、「敵が来たぞー」という情報を仲間に知らせて、協力しあって敵を退治します。

また、けがなどで血管が破れると、流れ出た血液が固まって、傷口をふさいでくれます。これも、**防御機能**の一種です。

ただし、こうした生体の防御機能が働くのも、血液が④＿＿＿＿しているから。そう考えると、血液にとって「流れている」ということが、いかに大事なことかわかるでしょう。

Chapter 1 流れる・運ぶ　○× 確認問題

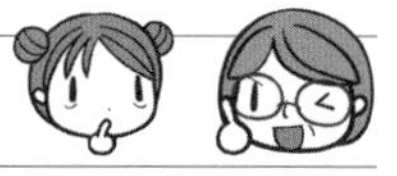

「流れる・運ぶ」に関する記述です。正しいものには○を、間違っているものには×をつけなさい。

(　　　) ①心臓は肺とともに縦隔に位置する。

(　　　) ②心臓は、平滑筋とよばれる筋肉でできている。

(　　　) ③心尖部は第３肋間の高さに位置する。

(　　　) ④心臓の内腔は左右の心房と心室にわかれ、右心房と右心室の間に僧帽弁がある。

(　　　) ⑤三尖弁と僧帽弁は房室弁ともよばれ、肺動脈弁と大動脈弁は半月弁ともよばれる。

(　　　) ⑥心臓の刺激伝導系において、拍動のリズムは房室結節から始まる。

(　　　) ⑦心音の聴取で先に聞こえるのは半月弁の閉じる音（Ⅰ音）で、続いて房室弁の閉じる音（Ⅱ音）聞こえる。

(　　　) ⑧安静時に心拍数を測定すると、１分間におよそ60～80回くらいになる。

(　　　) ⑨心臓は、１回の収縮で70～100mLの血液量を送り出す。

(　　　) ⑩右心室から拍出された血液が、全身に向かって右心房へ戻るルートを体循環という。

(　　　) ⑪左心室から拍出された血液が、肺を経て左心房に戻るルートを肺循環という。

(　　　) ⑫心臓を起点にして、そこから出る血管を動脈、心臓に戻る血管を静脈という。

(　　　) ⑬心臓から肺へ向かう血管は動脈なので、そこに流れるのは動脈血である。

(　　　) ⑭血圧は、心拍出量と血管の抵抗によって決まる。

(　　　) ⑮最高血圧を拡張期血圧とよび、最低血圧を収縮期血圧とよぶ。

(　　　) ⑯身体の40％は体液とよばれる水分である。

(　　　) ⑰赤血球は円盤状の形をしており、直径は約15μmである。

(　　　) ⑱赤血球は、血液１μL中に女性では約400万個、男性では約450万個ある。

(　　　) ⑲赤血球には核がなく、中にヘモグロビンが詰まっている。

(　　　) ⑳血液に占める血球成分の割合をヘマトクリット値とよび、通常60％である。

(　　　) ㉑血球成分の約70％が赤血球で、残りの約30％は白血球と血小板である。

(　　　) ㉒心臓から出た動脈の末端は枝分かれして細くなり、細動脈から毛細血管と続く。

(　　　) ㉓毛細血管では、酸素と二酸化炭素のガス交換、栄養素・老廃物の移動が行われる。

(　　　) ㉔食物から摂取した栄養素のうち、脂質を運ぶのはリンパ管である。

(　　　) ㉕毛細リンパ管は太いリンパ管に合流し、胸腔内にある左リンパ本幹と胸管を通り、静脈に合流する。

Chapter

2 呼吸する

問題1 酸素がなくてもエネルギーがつくれる

次の文章の空欄に、適切な語句を語句群から選び、記入しなさい。
[語句群（複数回の使用可）]　1　2　4　ピルビン酸　アミノ酸　クエン酸　脂肪酸　乳酸　水素　酸素

物質が酸素と化合して熱と光を出す現象を燃焼といいます。グルコース（$C_6H_{12}O_6$）を燃やすと次のような式になります。

$$C_6H_{12}O_6 + 6O_2 \rightarrow 6CO_2 + 6H_2O + \text{エネルギー（熱・光）}$$

体内でも、グルコースを呼吸により取り入れた酸素で化合させると、二酸化炭素と水になり、このときに発するエネルギーで生命活動を維持しています。呼吸も広い意味では燃焼ですが、燃焼のように一気に進行することはありません。呼吸での燃焼過程は複雑なのでゆっくり進行します。その最初の段階は解糖系で、酸素を使わずにエネルギーを取り出すので、嫌気呼吸ともよばれます。

解糖系の前半は、六炭糖のグルコース1分子につき2分子のATPを使い、それを半分に分解し、高エネルギーの三炭糖を①＿＿＿＿**分子**生成するエネルギー投資段階です。後半は、高エネルギーの三炭糖からエネルギーに富んだ電子を含む②＿＿＿＿が抜き取られ、2分子のATPが合成されたのち③＿＿＿＿になるので、グルコース1分子からは④＿＿＿＿**分子**のATPが合成されるエネルギー獲得段階です。

酸素が十分にあれば、酸素を使って大量のATPを生成する過程に進みます。一方、激しい運動のように酸素不足の状況では、抜き取られた水素によりピルビン酸は⑤＿＿＿＿になります。

解糖系では酸素の供給が間に合わないような緊急時に、短時間にエネルギーをつくることができます。しかし、グルコース1分子からは⑥＿＿＿＿**分子**のATPしか得られないので効率の悪いものです。一方、赤血球は運搬している酸素を使わずにエネルギーを獲得しなければならないので、解糖系は都合のいいエネルギー獲得方法といえます。

煮物をつくるときには野菜の皮をむいて切るといった下処理をしてから、コンロで火を入れ調理します。同じように、解糖系は、グルコースを細胞質で下処理するようなものです。

問題2　ミトコンドリアは細胞の発電所

次の文章の空欄に、適切な語句を語句群から選び、記入しなさい。
［語句群］　外呼吸　換気　酸素　内呼吸　二酸化炭素　水　TCA

呼吸というと、どんなイメージがある？

えっーと、
息を吸って吐く……

そうね。でも、厳密にいうとそれは①＿＿＿＿とよぶもの。実際には肺胞と血液内の酸素と二酸化炭素のガス交換なの。これを生理学では②＿＿＿＿とよびます。では、私たちが呼吸する本当の目的は？　それは、酸素を使ってより多くのエネルギーを取り出すことにあるの

エネルギ ー のために、
呼吸しているんですか

そうなの。生命活動を維持するためにはエネルギーが必要でしょう。細胞は食物中の栄養素を燃焼させて、ATPを産生します。このときに必要な酸素を血液中から取り入れ、二酸化炭素を排出するの。この血液と細胞との間のガス交換を③＿＿＿＿といいます。

いったい、どこでするんですか

細胞の中にあるミトコンドリアよ

外呼吸により取り入れた④＿＿＿＿は肺で血液の中に溶け込み、赤血球内のヘモゴロビンと結合して細胞まで運ばれます。そして、ミトコンドリアに送り込まれ、グルコースなど有機化合物の炭素は酸化され⑤＿＿＿＿となって細胞を離れます。

ミトコンドリアは、私たちの身体をつくる約37兆個の細胞のうち、赤血球を除くすべての細胞に存在しています。ミトコンドリアでは、酸素を使った本格的な呼吸（調理）により、細胞質でつくられたピルビン酸から生命活動に必要なATPの大部分がつくられるので、エネルギーの発電所ともよばれています。

酸素を使ったエネルギーの抽出方法は
⑥＿＿＿＿＿＿＿＿回路といいます。
解糖系でできたピルビン酸を化学変化させ、ATPと水、二酸化炭素を作り出します

高校ではたしか、クエン酸回路って習いました

そう、それよ。この一連の化学変化に回路の名がついているのは、クエン酸からオキサロ酢酸まで６段階に変化し、最終的には再びクエン酸へと戻っていくから。この回路をひとまわりする間、１分子のピルビン酸からなんと、15個ものATPを取り出すことができます

なるほど、解糖系よりずっと効率がいいんですね

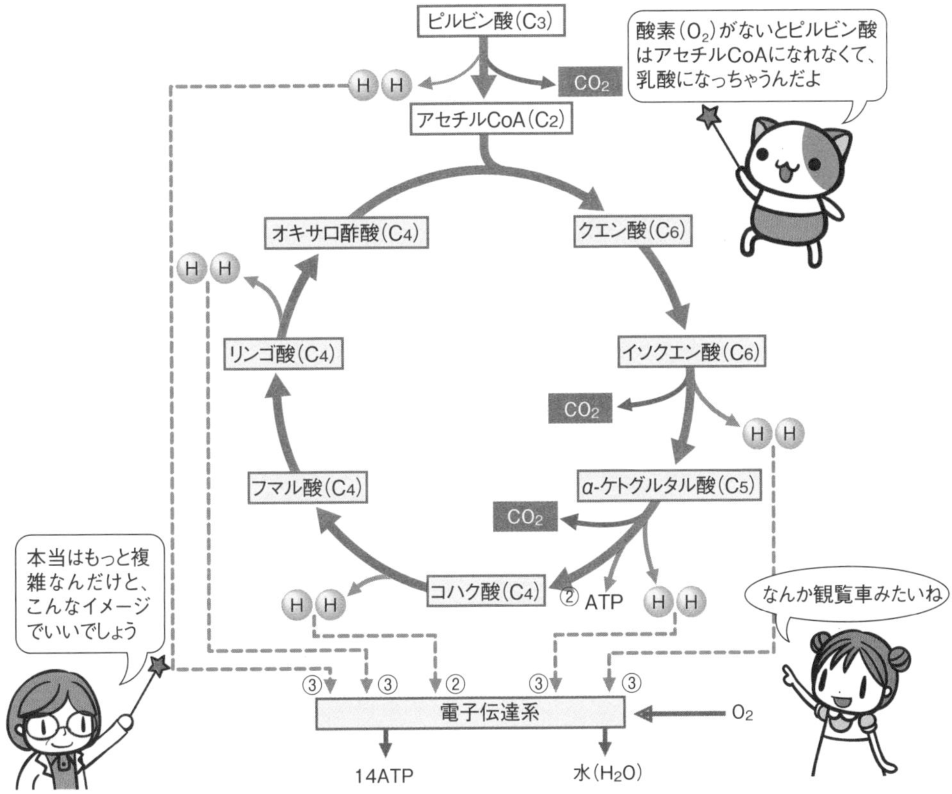

図 2-1　TCA 回路（Cn の n は炭素の数、◯の数字は ATP の数）

問題3 空気の入り口——鼻

次の文章の空欄に、適切な語句を語句群から選び、記入しなさい。
[語句群] 咽頭 線毛 喉頭 鼻腔 鼻前庭 鼻中隔

呼吸器のなかで、外部から見ることのできる器官は鼻しかありません。つまり、外部と接触している唯一の呼吸器系で、空気の入口にもなれば、出口にもなります。

空気はまず、外鼻孔を通って鼻の中へと入ります。鼻の中は①＿＿＿＿とよばれ、②＿＿＿＿とよばれる仕切りで2つに分けられています。

鼻腔は、血管が密集した粘膜でおおわれ、粘膜は粘液を分泌しています。血管を流れる血液と粘液のおかげで、外から入ってきた冷たい空気はここで温められ、加湿されます。

③＿＿＿＿にある鼻毛は鼻腔への異物の侵入を妨げます。また粘液は、粘着テープのように空気中に含まれる細菌やチリ、ホコリなどを付着させます。

分泌された粘液は通常、気管粘膜にある④＿＿＿＿**細胞**の静かな動きによって⑤＿＿＿＿のほうに押し流されます。しかし、空気が冷たい冬の日などは④細胞の働きが鈍るため、鼻腔に粘液が溜まりやすくなり、それが鼻水となって出てきます。

問題4 咽頭と喉頭

次の文章の空欄に、適切な語句を語句群から選び、記入しなさい。
[語句群] 気管 輪状 甲状 喉頭 喉頭蓋 間質 誤嚥 食道

咽頭は、骨格筋で囲まれた約13cmほどの通路です。空気の通り道でもあり、食物の通り道でもあります。

咽頭の真下は①＿＿＿＿につながり、前下方は②＿＿＿＿と肺につながっています。気管の入り口に近い部分、いわゆる「のど仏」があるあたりを、③＿＿＿＿とよびます。

喉頭の入り口には、④＿＿＿＿とよばれる一種のフタが付いています。このフタはふだん、咽頭の中へと飛び出していて、食物が通るときだけ、筋肉の動きにつられて後方に倒れ、気管へと向かう口を塞ぎます。

たまに空気以外のものを気管に通してしまうことがあります。通常はただちに**咳**が出て、**異物を吐き出す反応**が起こりますが、高齢者や子どもの場合、そのまま気管にものを詰まらせて、窒息死してしまうこともあるので、注意が必要です。また、**嚥下障害**を起こしやすい高齢者では、食物が気道に入り、⑤＿＿＿＿**性肺炎**を起こすこともあります。

喉頭には、4種類の小さな軟骨があります。軟骨とは、弾力性に富んだ比較的やわらかい骨のこと。いわゆるのど仏にあたるのは、⑥＿＿＿＿軟骨とよばれています

先生、あの両側から飛び出しているヒダヒダは何ですか

あれは声帯。ヒトは、この声帯を空気で振動させて、その振動を口腔や鼻腔に響かせて声を出しているの

そうか、ここは声を出す気管でもあるんだ

問題5 気管から肺へ

次の文章の空欄に、適切な語句を語句群から選び、記入しなさい。
[語句群]　気管支　細気管支　蠕動　線毛　痰　肺胞

鼻から入った空気は、咽頭を通って**気管**に入ります。気管とは左右の①＿＿＿＿に分かれるまでの約10cmの細い管です。左右に分かれた気管支は、肺へと入っていきます。気管支は枝分かれしながら、だんだんに細くなり（②＿＿＿＿）、③＿＿＿＿とよばれる多数の袋へとつながっていきます（**図4-6**）。

気管や気管支の壁には、粘液を分泌する細胞が無数に存在し、空気と一緒に入り込んでくるゴミはこの粘液に吸い取られます。粘液が吸着したゴミは、壁にある線毛の動きに従って咽頭のほうへと送り返され（④＿＿＿＿**運動**）、最後は⑤＿＿＿＿となって吐き出されます。

ゴミが細気管支にまで入り込んでしまうと、もう、痰として吐き出すことはできなくなります

そのゴミはどうなるんですか。まさか、肺の中にたまったまま……

大丈夫。肺には肺胞マクロファージという、ゴミを食べてくれる細胞が存在しています。このマクロファージはいつもゴミを食べているために真っ黒。だから、ゴミ細胞なんてよばれることもあるのよ

うわぁ、ひどい呼び名！

問題6　肺の構造

次の文章の空欄に、適切な語句を語句群から選び、記入しなさい。
［語句群（複数回の使用可）］　横隔膜　胸腔　肺門　左　右

肺は右と左に分かれた、身体のなかでもかなり大きい器官の1つです。①＿＿＿＿の大部分を占め、ちょうど②＿＿＿＿＿＿の上に乗っかる形をしています。

左右の肺は完全に対称ではなく、大きさは8（右肺）：7（左肺）のバランス。心臓がやや左よりにあるため、③＿＿＿＿＿**肺**のほうが少し小さくなっています。

肺は、多角形小葉の集まりである葉で構成され、④＿＿＿＿＿**肺**は上から順番に上葉、中葉、下葉の3葉、⑤＿＿＿＿＿**肺**は上葉、下葉の2葉でできています。

肺の入り口は⑥＿＿＿＿とよばれ、ここには**気管支**のほか、**肺動脈**、**肺静脈**などの血管、さらには**神経**なども多数出入りしています。

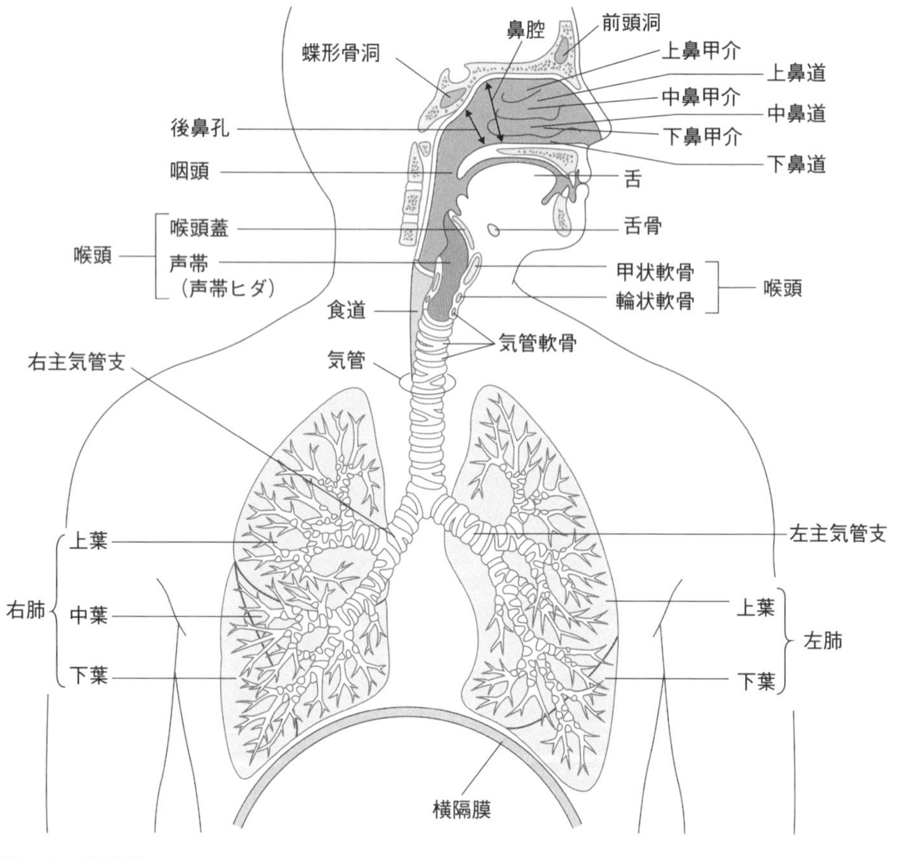

図 2-2　呼吸器

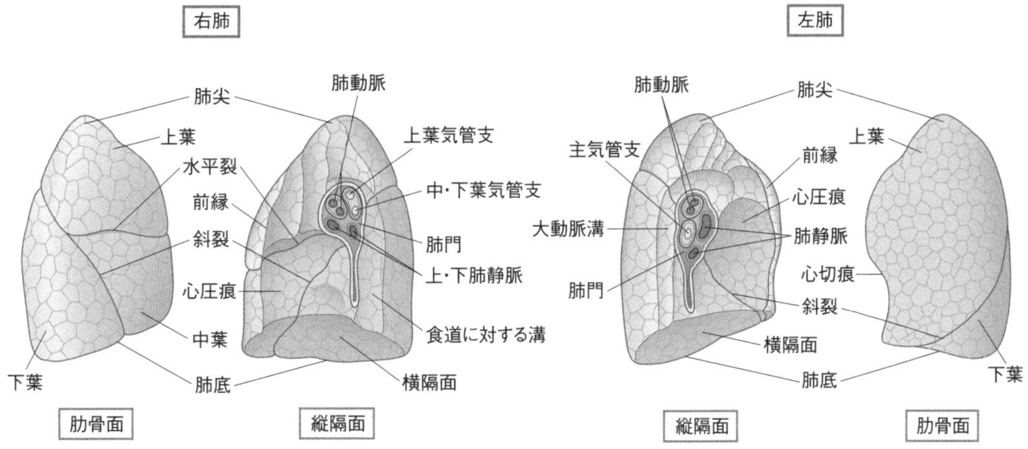

図 2-3　肺の構造

問題 7　肺～肺胞の壁

> **次の文章の空欄に、適切な語句を語句群から選び、記入しなさい。**
> **また［　　］内の語句の正しいほうを選びなさい。**
> **［語句群］　ろ過　拡散　赤血球　白血球　線毛　弾性　肺胞　毛細血管**

気管支の末端にある①＿＿＿＿＿は、直径0.2mmほどの小さな袋で、成人だと約 3 億個もあります。その周囲を網の目のように取りまくのは、肺動脈や肺静脈につながる②＿＿＿＿＿＿です。

袋状になっているのは、口のあたりを③＿＿＿＿＿**線維**に囲まれ、それによって強く縛られているからです。ちなみに、肺胞の表面積を広げると約60～70m^{2}くらいになります。

肺胞は、小さな袋状に分割することで表面積を［④　**大きく　　小さく**　］し、呼吸効率を上げています。肺気腫などの呼吸器疾患や老化で③**線維**が弾力を失うと、袋どうしが合体して表面積が［⑤　**大きく　　小さく**　］なり、呼吸効率も悪くなります。

また肺胞の壁は、電子顕微鏡でも見ることができないほど薄い壁で、扁平なⅠ型肺胞上皮細胞と立方形のⅡ型肺胞上皮細胞からできており、その幅、わずか0.2～0.6μmです。

肺胞に届いた**吸気中の酸素**は、肺胞壁に隔てられた毛細血管内の⑥＿＿＿＿＿＿に渡され、**血液中の二酸化炭素**を肺胞内へと送り出されます（**ガス交換**）。

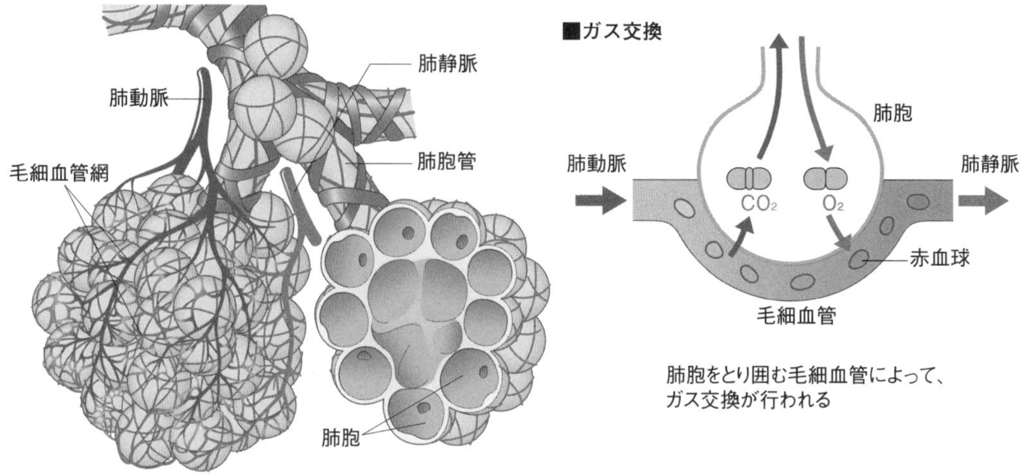

図 2-4　肺胞の血管

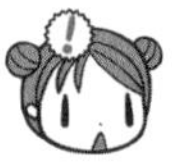

肺が小さな袋に分かれていても中に入る空気の量は同じですよね？

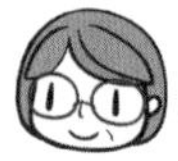

外呼吸は肺胞と血管との間のガス交換なので、両者の接触面積が大きいと効率が上がります

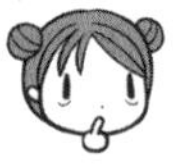

でも、本当に体積が同じでも表面積が違うのか～？

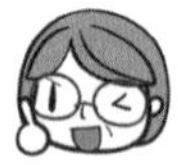

じゃあ、球の表面積は難しいから、立方体で考えてみましょう

①1辺を 1/2(1/n) にすると小さい立方体が 8(n^3) 個できる
②小さい立方体の表面積は 1/4($1/n^2$) になる

①②より、立方体の1辺を1/nに分割すると、表面積の合計は、$n^3 \times 1/n^2 = n$倍になる

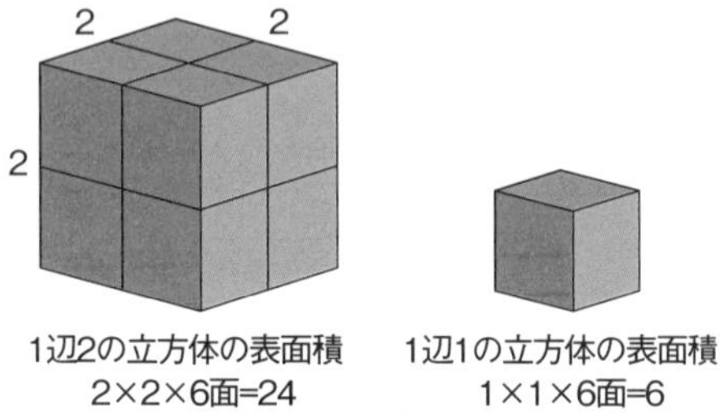

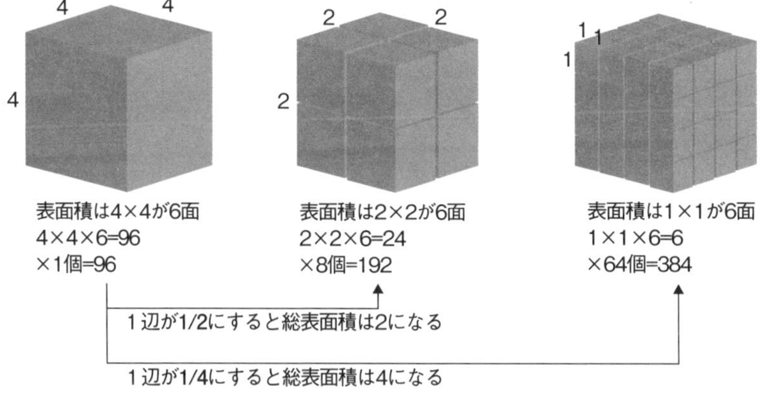

図 2-5　同じ体積でも、分散したほうが表面積が増える

肺胞での酸素と二酸化炭素のガス交換って、どうやってするんですか

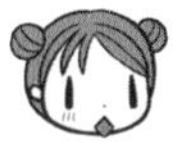

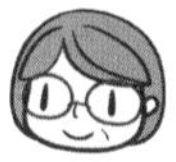

拡散を利用しているの。ただし、血管を流れる血液と酸素・二酸化炭素のガス分圧の差によるの

ちょっと待ってください。ガス分圧ってなんですか

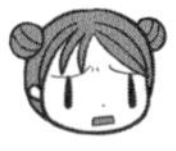

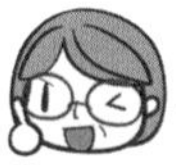

複数の気体を含むガスがあったとして、その気体全体の圧力をそれぞれの比率で割った圧力のこと。化学式の前に圧力（pressure）のPを付けて表します

問題8 肺胞の血管の間のガス交換

次の文章の空欄に、適切な語句を語句群から選び、記入しなさい。
［語句群］ 酸素　静脈　内呼吸　二酸化炭素　肺動脈

肺胞のまわりには、①＿＿＿＿＿＿から続くたくさんの毛細血管が走り、その中には、体内を巡ってたくさんの二酸化炭素を積んできた②＿＿＿＿**血**が流れています。このとき、毛細血管の酸素分圧（PO_2）は40mmHg、二酸化炭素分圧（PCO_2）は46mmHgです。

これに対し、肺胞内のPO_2は100mmHg、PCO_2は40mmHg。血管内と比べると、肺胞内のほうが圧倒的に酸素が多く、二酸化炭素は少ない状態です。

したがって、**拡散**の法則により、肺から血液へと③＿＿＿＿＿が移動し、血液から肺へと④＿＿＿＿＿＿＿が移動します。いずれも、ガス濃度を均一にしようとする自然な動きです。

どれくらいのガスが移動するかは、ガス分圧の差によります。肺胞から静脈の毛細血管へは、60（100－40）mmHgの圧力で酸素が移動し、静脈側の毛細血管から肺胞へは反対に、6（46－40）mmHgの圧力で二酸化炭素が移動します。

こうしたガス交換の結果、酸素をたっぷり含んだ血液は、肺静脈から心臓へと戻り、再び全身へと向かいます。一方、肺胞に移動した二酸化炭素は、肺の呼吸運動によって気道から体外へと排出されます。

こうしてみて行くと、血液にとって肺胞は酸素の供給する場所であり、二酸化炭素の捨てる場所でもあるといえそうです。

同じようなガス交換は、血液と細胞の間でも行われています。

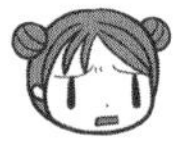

血液と細胞で、ですか

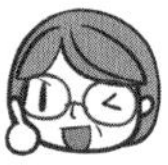

そうよ。細胞内ではミトコンドリアがせっせとエネルギーを作り出しているでしょう。だから酸素がどんどん失われて、二酸化炭素はどんどん増えている。交換しないとバランスが崩れて大変なことになっちゃう

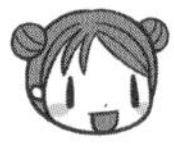

なるほど。つまり、細胞も呼吸しているというわけですね。⑤＿＿＿＿＿＿ですね

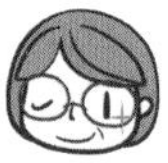

そういうこと

問題9 呼吸のメカニズム

次の文章の空欄に、適切な語句を語句群から選び、記入しなさい。
［語句群］ 横隔膜　外肋間　胸郭　胸式　内肋間　腹式

「さあ、深呼吸して」—。そういわれたら、ゆっくり深く、息を吸い込んで吐き出すことができますね。心臓の収縮に関しては、意識して早くしたり遅くしたりすることはできません。意識で調節できるというのは、呼吸の大きな特徴の1つです。そして、これには肺の運動をつかさどる、いくつかのメカニズムが関係しています。

肺は空気の出し入れで伸びたり縮んだりするように思われがちですが、実際はそうではありません。肺そのものに自動的に動く仕組みはなく、肺を収容している①＿＿＿＿の容積が変化することで、間接的に伸ばされたり、縮んだりしているだけです。

①の容積を変化させる方法は2つあります。1つは②＿＿＿＿**筋**を使う方法、もう1つは③＿＿＿＿を使う方法です。前者は④＿＿＿＿**呼吸**、後者は⑤＿＿＿＿**呼吸**とよばれます。呼吸運動にかかわるこれらの筋肉を呼吸筋といいます。

問題10 換気の仕組み

次の文章の空欄に、適切な語句を語句群から選び、記入しなさい。
［語句群（複数回の使用可）］ 吸気　胸郭　腹膜　胸膜　呼気

肺における空気の出入りには、圧力も関係しています。肺と胸郭の間には①＿＿＿＿腔という密閉された空間があり、ここは大気圧より常に圧力が低い状態（陰圧）になっています。

呼吸筋の収縮で②＿＿＿＿の容積が拡大すると、それに伴って③＿＿＿＿腔の内圧はさらに低くなります。すると、**図 3-5**にあるようにゴム風船（肺のモデル）を外側に引っ張ろうとする力が働き、その圧力で、空気がゴム風船の中に入り込むのです。これが④＿＿＿＿です。

反対に、呼吸筋が弛緩して⑤＿＿＿＿の容積が小さくなると、⑥＿＿＿＿腔の内圧はその分高くなり、その圧力でゴム風船は押しつぶされ、空気も押し出されます。これが⑦＿＿＿＿です。総合すると、肺の呼吸運動は**図 2-6**のような順番で起こります。

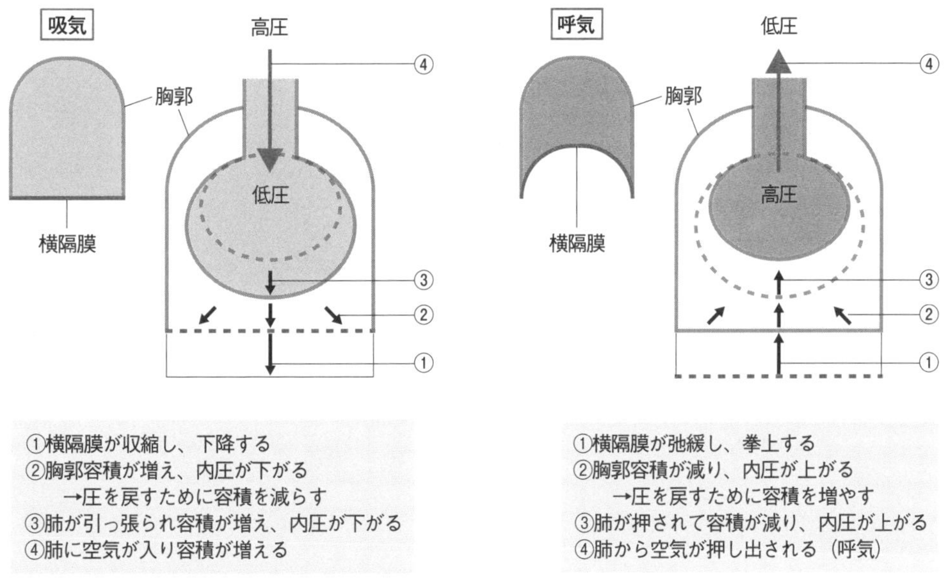

図 2-6　呼吸運動と換気の仕組み

実際の横隔膜は胸腔に向かって半球状になっているので、収縮すると下降する。温度が一定のとき、一定量の気体の容積は圧力に反比例する、ボイルの法則に従い、気体が動くことに注意しよう。

問題11　死腔量と肺胞換気量

次の文章の空欄に、適切な語句を語句群から選び、記入しなさい。
［語句群］　死腔　分時換気　肺胞換気　50　100　150　300　450　500

ところで、１回の換気あたり、どれくらいの量の空気が出入りすると思う？

そんなに多くないような気がしますけど……

安静時の場合で①＿＿＿～②＿＿＿mL

思ったよりも多いんですね

この換気あたりの空気の出入りを、生理学では１回換気量というの。覚えておいてね

息を１回スーハーするたび、約500mLのペットボトル１本分の空気が出入りしているなんて驚きですね。ただし、ここで出入りした空気に含まれるすべてが肺に送られるわけではありません。一部の空気は気道にとどまったまま、ガス交換されることなく、再び外へと吐き出されます。

気道はガス交換に関係しないため、③＿＿＿＿といい（細胞が死んでいるわけではありません）、ここにとどまっている空気の量（③量）は、正常では約④＿＿＿＿mLです。また、肺まで到達して肺胞でガス交換される空気の量を、⑤＿＿＿＿＿＿量といいます。

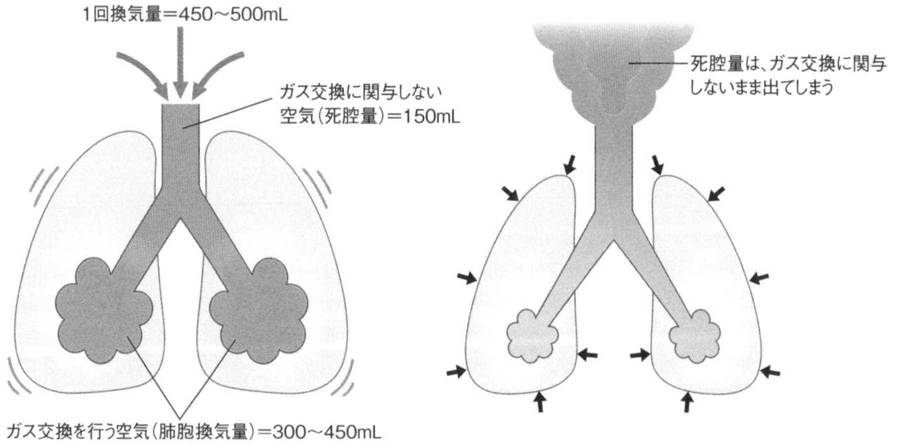

図 2-7　死腔と肺胞換気量

問題12 呼吸と筋肉・脳の深い関係

次の文章の空欄に、適切な語句を語句群から選び、記入しなさい。
［語句群（複数回の使用可）］ 1回換気 肺胞換気 小脳 延髄 横隔膜 外肋間 内肋間 頚動脈 呼吸 酸素 大静脈 大動脈 大動脈弓 二酸化炭素 リズム

皆さんは、呼吸器系さえ正常ならば、正常な呼吸ができるものと思うかもしれません。しかし、肺の呼吸運動は①＿＿＿＿＿＿**筋**や②＿＿＿＿＿＿の動きに支配されています。さらに、これらの呼吸筋を動かしているのは脳です。したがって、正常な呼吸を続けるためには、呼吸器が正常に働くばかりではなく、筋肉や脳もすべて、正常に働かなくてはなりません。

呼吸をつかさどる呼吸中枢は、脳幹の最下部に位置する③＿＿＿＿＿＿にあります（**図4-19**）。呼吸中枢の働きはまるで自動制御センターのようであり、意思で操ることはできません。

呼吸が正常に機能しているかどうかは、ある見張り役によって監視されています。「見張り役」とは、④＿＿＿＿＿＿と、総頚動脈が内頚動脈と外頚動脈に分岐するポイントにある**化学受容器**（⑤＿＿＿＿＿＿**小体**、⑥＿＿＿＿＿＿**小体**）です。かたや全身、かたや脳に血液を送る手前の場所だと考えれば、そこに見張りが必要な意味もわかるでしょう。

これらの化学受容器は血液中に流れる⑦＿＿＿＿＿＿や⑧＿＿＿＿＿＿の量を監視し、その情報を延髄に届けます。

延髄では、情報をもとに呼吸の⑨＿＿＿＿＿＿を決め、横隔膜と外肋間筋に働きかけて、⑩＿＿＿＿＿＿**量**や⑪＿＿＿＿＿＿**数**を調節します。

なんらかの異常で血液中の⑫＿＿＿＿＿＿**分圧**が低下したり、⑬＿＿＿＿＿＿**分圧**が上昇したりすると、延髄はすかさず「換気を増やせ」と命令します。運動してたくさんの酸素を消費した後、呼吸が深く早くなるのはこのためです。

反対に、酸素が十分にあると延髄は安心しきってしまい、動きません。人工呼吸器などで酸素が十分に供給される状態が続くと、自発呼吸は止まってしまいます。手術で麻酔をかけるとき、一定量の二酸化炭素を添加するのはこのためです。患者に二酸化炭素を吸わせることで、延髄の興奮と自発呼吸を促しているのです。

Chapter 2 呼吸する　○× 確認問題

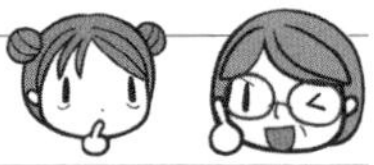

「呼吸する」に関する記述です。正しいものには○を、間違っているものには×をつけなさい。

(　　　)①肺胞と血液との間のガス交換を内呼吸とよぶ。

(　　　)②血液と細胞との間のガス交換を外呼吸とよぶ。

(　　　)③咽頭の真下は気管につながり、前下方は食道につながっている。

(　　　)④気管の入り口に近い部分を、いわゆる「のど仏」があるあたりを喉頭とよぶ。

(　　　)⑤「のど仏」にあたるのは、輪状軟骨である。

(　　　)⑥気管は、左右に分かれた気管支となり、細気管支をへて肺胞につながる。

(　　　)⑦肺葉の数は、左肺が３葉、右肺が２葉である。

(　　　)⑧肺の入り口は肺門とよばれ、気管支、肺動脈、肺静脈、神経などが出入りする。

(　　　)⑨肺胞は、直径0.2mmほどの小さい袋、その周囲を毛細血管が取り巻く。

(　　　)⑩肺胞は、袋状になることで表面積を小さくし、呼吸効率を上げる。

(　　　)⑪肺胞に届いた吸気中の酸素は、毛細血管内の白血球に渡される。

(　　　)⑫肺胞のまわりには、肺動脈から続く多くの毛細血管が走り、動脈血が流れている。

(　　　)⑬胸式呼吸は、横隔膜を使う方法である。

(　　　)⑭腹式呼吸は、外肋間筋を使用する方法である。

(　　　)⑮呼吸筋が収縮し、胸郭の容積が拡大すると、胸膜腔の内圧は高くなる（吸気）。

(　　　)⑯呼吸筋が弛緩し、胸郭の容積が縮小すると、胸膜腔の内圧は低くなる（呼気）。

(　　　)⑰１回換気量のうち、ガス交換に関係しない空気の量を死腔量といい、その量は約150mLである。

(　　　)⑱呼吸中枢は、脳幹の最下部にある脊髄にある。

(　　　)⑲呼吸の見張り役（化学受容体）は、大動脈小体と頚動脈小体の２つである。

(　　　)⑳呼吸中枢では呼吸のリズムを決め、横隔膜と外肋間筋に働きかけ、１回換気量や呼吸数を調節する。

Chapter

3 食べる

問題 1 生命活動に伴うエネルギーの出納

次の文章の空欄に、適切な語句を語句群から選び、記入しなさい。
また［　］内の語句の正しいほうを選びなさい。
［語句群］ ATP　ADP　異化　同化　栄養素　基礎代謝　代謝

生命活動を維持するために必要なエネルギーは、食事で摂取した①＿＿＿＿＿を呼吸により分解する過程で放出され、②＿＿＿＿＿（アデノシン三リン酸）という物質に貯えられます。食事が摂れないときは、タンパク質や脂質といった身体の成分を分解してエネルギーをつくります。そして、②が分解され③＿＿＿＿＿（アデノシン二リン酸）になるときに放出されるエネルギーが、筋肉運動や細胞膜を介した物質の輸送や体温維持、傷を治すために新しい細胞をつくる、などの生命活動に使われます。同じ家を住み続けるためにリフォームするように、身体の成分で古くなった部分を分解し、新しく合成する「作り替え」という化学反応が行われており、これを④＿＿＿＿＿とよんでいます。

この化学反応のうち、物質をより小さな物質に分解し、エネルギーを放出する過程を⑤＿＿＿＿＿といい、逆にエネルギーを消費しながら、小さい物質から大きな物質を合成する過程を⑥＿＿＿＿＿といいます。

人間には寿命があり、年を取れば死にます。病気や事故で、寿命を待たずに亡くなる人もいます。一方で、新しい命も誕生しています。同じことが細胞レベルでも起きています。日々、多くの細胞が死に、生まれています。

このように、代謝とは絶えず体内で行われている化学反応なので、言い換えると生命活動そのもの、といってよいかもしれません。

人は生物として単に生命を維持しているだけでなく、さまざまな社会活動としているので、必要なエネルギーは活動量に比例して多くなります。そのうち、心身ともに安静な状態、言い換えると正常な体温下で呼吸、心拍、腎機能などの基本的生命活動を維持するのに必要な最低限のエネルギー量を⑦＿＿＿＿＿＿＿＿**量**（BMR）といいます。

⑦**量**は身体が大きく体表面積も大きいと、それに比例して熱が逃げていくので、その分の熱をつくるために［⑧ **増加**　**減少** ］します。また、性別、ホルモンや環境温度などの要素によっても変わります。小児は発育のために大量のエネルギーを必要とするので、高齢者より［⑨ **高く**　**低く** ］なります。

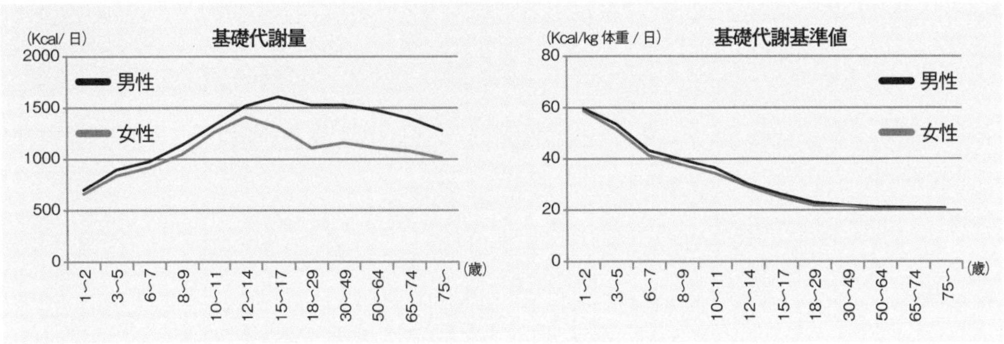

図 3-1　基礎代謝量と基礎代謝基準値の経年変化

基礎代謝量は10歳台で最大となるが、体重kg当たりで補正した基礎代謝基準値では１～２歳で最大となる
(厚生労働省：日本人の食事摂取基準、2020年版より作成)

問題２　消化器系の概要

次の文章の空欄に、適切な語句を語句群から選び、記入しなさい。
［語句群（複数回の使用可）］　３　６　９　咽頭　喉頭　胃　小腸　大腸　消化管　消化腺　内分泌　外分泌　咀嚼　嚥下

エネルギー源となる栄養素は血液というトラックに積まれ、血管・リンパ管という道路を通り各細胞まで届けてくれますが、トラックに積める形にしてくれるのが消化器系のはたらきです。

消化器系は、身体を貫く１本の管である消化管と、それに付随する腺である消化腺で構成されます。消化管では、摂取した食物は口腔内で歯と舌を使い①＿＿＿＿され、②＿＿＿＿することにより、内容物は③＿＿＿＿、食道、④＿＿＿＿に送られます。

内容物は十二指腸、空腸、回腸からなる⑤＿＿＿＿へ進み、さらに盲腸、上行結腸、横行結腸、下行結腸、S状結腸、直腸からなる⑥＿＿＿＿を経て肛門から便が排出されます。内容物が消化管の蠕動運動により移送される途中で、消化腺からは唾液、胃液、膵液、胆汁といった消化液が分泌され、内容物を消化します。

食物は口腔で摂取するとみえなくなり、肛門から便が排出されると目に触れることになるので、全長約⑦＿＿＿＿mにも及ぶ消化管は、一見すると身体の中にあるようですが、解剖学的には身体の外です。あたかも列車がトンネルの一端から中に入ると見えなくなり、トンネルの他端から出る

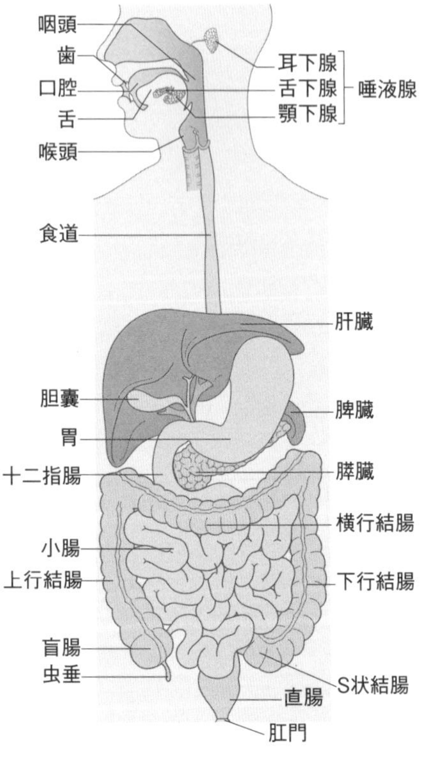

図 3-2　消化器系の概要

表3－1　消化液の種類と成分

消化液	成分
唾液	消化酵素、粘液、リゾチーム、IgA抗体
胃液	消化酵素、塩酸、粘液、内因子（ビタミンB_{12}の吸収に必要）
膵液	消化酵素、重炭酸塩
胆汁	消化酵素を含まない、胆汁酸塩、胆汁色素（ビリルビン）
腸液	消化酵素、重炭酸塩、粘液

と姿を現すように、消化管はトンネルの孔みたいなもので、その内側は外界そのものです。

腺細胞が特殊な代謝産物を生成・排出する機能のことを分泌といいます。分泌は、産物を血液中に排出する⑧＿＿＿＿＿と、体外へ排出する⑨＿＿＿＿＿に分けられます。消化液を消化管に分泌する消化腺は⑩＿＿＿＿＿**腺**です。消化腺は消化管内に消化液を分泌して食物を消化します（**表3-1**）。

問題3　口の中

次の文章の空欄に、適切な語句を語句群から選び、記入しなさい。
[語句群]　アミラーゼ　リゾチーム　甲状　唾液　味蕾　骨格　平滑

では、口から入った食物がどのような過程を経て、消化管の中をたどっていくのか、順を追ってみていきましょう。まずは口の中から、です。舌の表面には、ザラザラしている**舌乳頭**という小さなでっぱりがたくさんあります。味を感じる①＿＿＿＿＿という細胞は、この一部についています。ちなみに、脊椎動物の舌はすべて、②＿＿＿＿＿**筋**のかたまりでできています。その気になればけっこう、自由に動かせます。

口に入った食物はまず歯で噛み砕かれ、**咀嚼**されます。咀嚼は単純な運動のように見えますが、形の異なる歯が、それぞれ別の働きをしながら連携して、食物を細かくしています。**前歯**は「ノミ」のような形で食物を噛みきり、**犬歯**は食物を引き裂き、臼のように平らな**臼歯**は、食物をすりつぶします。

こうして咀嚼している間、口の中にある③＿＿＿＿＿**腺**から唾液が分泌されます。唾液のほとんどは、食物をやわらかくし、噛み砕きやすくするための水分です。

消化酵素の④＿＿＿＿＿が含まれていて、デンプンを分解してくれます。唾液にはその他にも、⑤＿＿＿＿＿などの酵素や粘液が含まれています。粘液によって唾液は粘っこくなり、これでおおわれた食物の表面は滑らかになって、スムーズに食物を飲み込むことができます。

問題4 咽頭から食道へ

次の文章の空欄に、適切な語句を語句群から選び、記入しなさい。
[語句群] 嚥下 喉頭蓋 蠕動 分節 縦走 平滑 輪状

噛み砕かれた食物は、①＿＿＿＿＿＿**運動**によって咽頭から食道へ流れていきます。咽頭は消化器であると同時に呼吸器でもありますが、食物が通るときは②＿＿＿＿＿＿が気道の入り口を塞ぐため、食物が気道を流れることはありません。食道の③＿＿＿＿＿＿**運動**では、食塊の上下に位置する④＿＿＿＿＿＿**筋**と⑤＿＿＿＿＿＿**筋**が収縮・弛緩を繰り返し、胃のほうへ食物を押し出します。無重力の宇宙空間でも、食道の食物は胃に進むことができます。

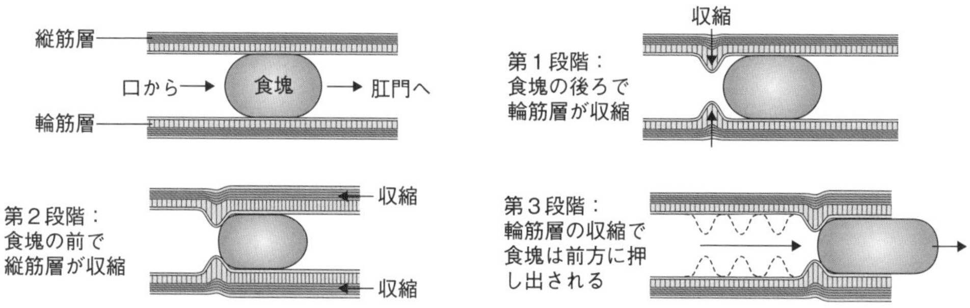

図 3-3 消化管の蠕動運動

問題5 胃の中

次の文章の空欄に、適切な語句を語句群から選び、記入しなさい。
[語句群] ペプシノゲン ペプシン ペプチド 胃 胃潰瘍 胃酸 液状 粥状 蠕動 分節 粘液

食道を下りていくと、大きな空洞にぶつかります。この空洞が①＿＿＿＿＿＿で、食物を一時的に貯え、撹拌して②＿＿＿＿＿＿にします。

食物が胃に下りてくると、胃壁は③＿＿＿＿＿＿**運動**を開始し、胃液を分泌します。胃液には消化酵素の④＿＿＿＿＿＿が含まれ、同時に分泌される⑤＿＿＿＿＿＿（pH1.0～2.5の塩酸、強い酸性によって、食物を殺菌）によって活性化されて⑥＿＿＿＿＿＿となり、タンパク質を⑦＿＿＿＿＿＿に分解していきます。

強力な胃酸と消化酵素は、胃壁そのものも消化し、溶かしてしまうおそれがあるため、胃壁は同時に、胃の粘膜を保護する⑧＿＿＿＿＿＿も分泌しています。

問題 6 小腸の中

次の文章の空欄に、適切な語句を語句群から選び、記入しなさい。
[語句群（複数回の使用可）] 回腸　空腸　十二指腸　蠕動　分節　腸絨毛　輪状ヒダ

胃で粥状になった内容物は、**小腸**へと向かいます。

小腸は、①＿＿＿＿＿＿から②＿＿＿＿、③＿＿＿＿と続く細く長い管で、消化管全体の3/4を占めています。

食物の気配を感じると、小腸はその刺激で④＿＿＿＿**運動**を始め、4～8時間もかけて食物を消化、吸収します。

小腸の表面は粘膜でおおわれ、粘膜は⑤＿＿＿＿＿＿をいくつもつくり、その表面には⑥＿＿＿＿＿が生えています。この構造によって、小腸の表面積は見た目よりもずっと大きくなっています。平らな場合、約3,300cm^2しかない管腔内の表面積が、⑦＿＿＿＿＿＿によって約3倍に広がり、さらにそこに生えた⑧＿＿＿＿＿によってその10倍にも広がっています。さらに、腸絨毛より細かい微絨毛まで含めると、表面積はなんと、見た目の600倍。この広い表面積によって、小腸はあらゆる栄養素を吸収しつくすことができるのです。

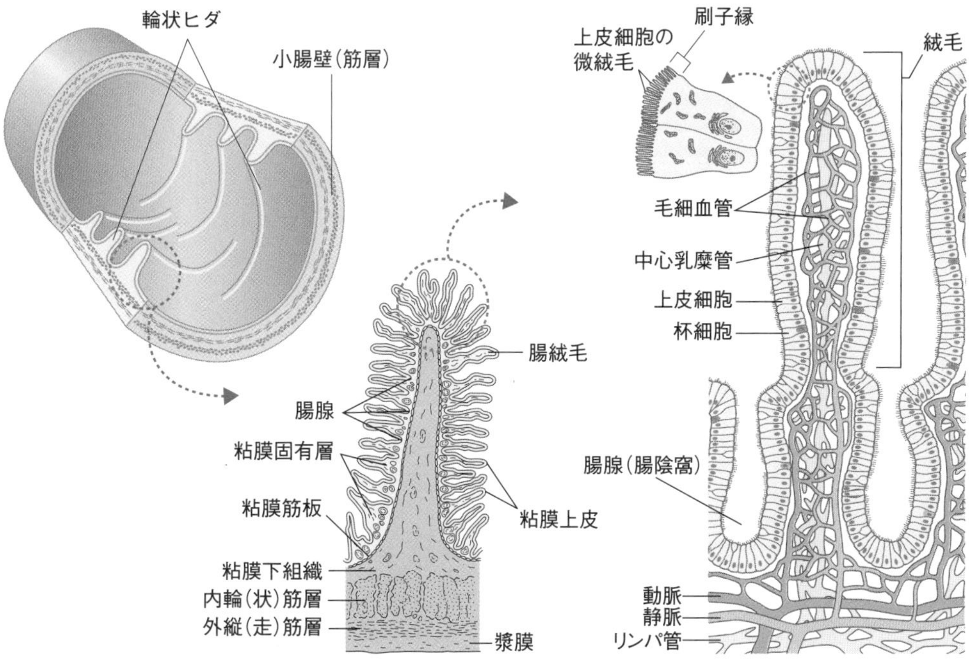

図 3-4　小腸の粘膜構造

問題7 胆嚢

次の文章の空欄に、適切な語句を語句群から選び、記入しなさい。
[語句群] 膵臓　肝臓　ビリルビン　コレシストキニン　十二指腸　膵管　胆管　希釈　濃縮

胆嚢で胆汁はつくられていると思いがちですが、胆嚢はその**胆汁を蓄え、放出**する器官に過ぎません。胆汁をつくっているのは①＿＿＿＿＿で、胆汁がつくられるとまず、②＿＿＿＿＿を通って胆嚢へと流れていきます。胆嚢の長さは7～9 cmで、幅は2～3 cm。30～50mLほどの容量があり、送られてきた胆汁から水分や塩分を吸収し、5～10倍に③＿＿＿＿＿します。こうしてできた胆汁は、粘液とともに、④＿＿＿＿＿＿＿＿に放出されます。

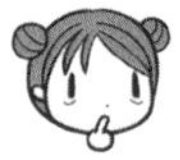

胆嚢は、胆汁を放出するタイミングをどうやってはかっているんですか

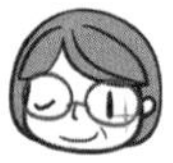

それにはね、⑤＿＿＿＿＿＿＿＿＿＿＿＿というホルモンが関係しているの。消化管ホルモンの一種で、食物が入って来たのを察知すると、十二指腸や空腸から分泌されます。胆嚢を収縮させて、胆汁を絞り出す働きがあるの

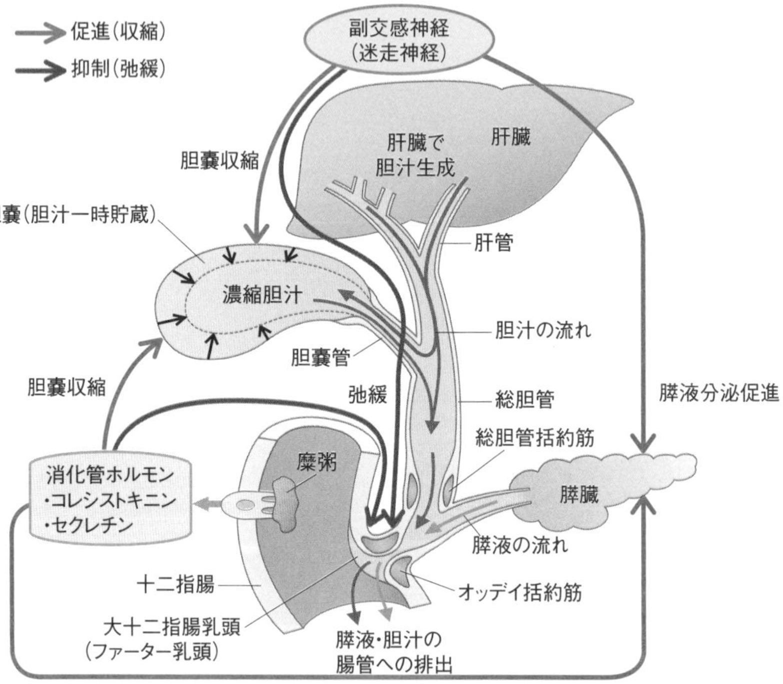

図 3-5　胆汁の分泌・放出と膵液分泌の仕組み

問題8 膵臓とオールマイティな消化酵素・膵液

次の文章の空欄に、適切な語句を語句群から選び、記入しなさい。
［語句群］ アルカリ　酸　アミラーゼ　核酸　膵管　胆管　トリプシン　タンパク質　中性脂肪　ヌクレアーゼ　リパーゼ

膵臓は、腹部の最も深い位置にある臓器です。十二指腸が「C」の字に走る、その真ん中あたりにはまりこんでいます。

膵液を運ぶのは①＿＿＿＿です。その先は十二指腸に開いていて、胆汁を運ぶ②＿＿＿＿は膵臓にもぐり込み、十二指腸に開く直前で膵管に合流しています。

膵臓から分泌される膵液は、多量の**重炭酸イオン**を含む③＿＿＿＿**性**で、④＿＿＿＿**性**の胃液を中和する働きをもっています。また、膵液には糖質やタンパク質、脂質を分解するための、たくさんの消化酵素が含まれています。

たとえば、膵液に含まれるトリプシノゲンとキモトリプシノゲンは、小腸に入るとそれぞれ活性化され、⑤＿＿＿＿と**キモトリプシン**になって、⑥＿＿＿＿を分解します。

⑦**膵**＿＿＿＿（ステアプシン）は⑧＿＿＿＿を脂肪酸とグルセロールに、⑨**膵**＿＿＿＿（アミロプシン）はデンプンや、唾液によって途中まで分解された多糖類を、**麦芽糖**（マルトース）にまで分解します。

膵液には⑩＿＿＿＿という、⑪＿＿＿＿を分解する酵素も含まれています。このように、膵液はなんでも分解できるオールマイティな消化液なのです。

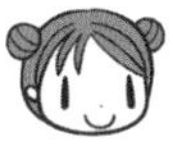

それだけの消化酵素を分泌して、膵臓自体は大丈夫なんでしょうか

そこがポイントなの。膵臓は、トリプシンなどの消化酵素を前駆体のかたちで分泌し、それらは小腸の中に入ってはじめて、活性化されます。だから、たくさんの消化酵素をもっていても、自分は安心というわけね

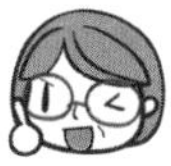

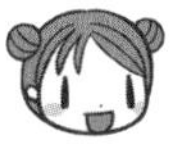

なるほど。で、膵液の分泌は、どこがコントロールしているんですか

それもやっぱり、消化管ホルモン。食物が十二指腸に入ってくると、その刺激で複数の消化管ホルモンが放出されて、それが膵臓に「膵液を出せ」と命令するのよ

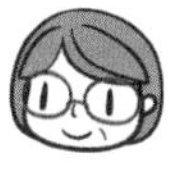

問題9　さまざまな細胞と使われている栄養素

次の文章の空欄に、適切な語句を語句群から選び、記入しなさい。
［語句群（複数回の使用可）］　アミノ酸　肝臓　グリコーゲン　抗体　消化酵素　糖質　タンパク質　脂質　ビタミン　細胞膜　ミネラル　ステロイド

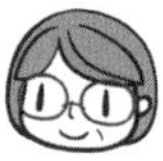

高校の家庭科で習った３大栄養素って、覚えている？

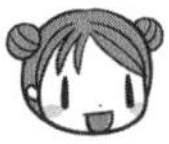

①＿＿＿＿、②＿＿＿＿、③＿＿＿＿ですよね

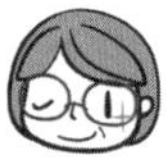

そう。そこに④＿＿＿＿や⑤＿＿＿＿を加えて、５大栄養素ともいうわね。いずれにしても、私たちの身体は、これらの栄養素を分解したり、うまく組み合わせて合成しながら、活動を続けているということになるの

健康なからだを保つために必要な物質は、20種類の有機化合物と15種類の無機物、そして水です。人間は、食事をとおしてこれらの物質を取り入れ、からだに必要な数千種類の物質を作り出すことができます。

栄養素のうち、最も簡単に分解できるのは⑥＿＿＿＿です。分解が容易ということは、それだけすばやくエネルギーを取り出すことができます。ジャガイモやお米などの植物に含まれるデンプンも多糖類といい、この栄養素の一種です。

私たちの身体はまず、必要なエネルギーを得るために⑥を消費します。さらに、余分なグルコースは⑦＿＿＿＿というかたちにして、⑧＿＿＿＿や筋肉などに蓄えられ、必要に応じて再びグルコースに分解され、エネルギー源となります。

肉や卵、乳製品などに含まれる⑨＿＿＿＿は、代謝によって中性脂肪やリン脂質、コレステロールなどに作り替えられます。脂肪と聞くと、“やっかいもの”のイメージがあるかも知れません。しかし、中性脂肪は身体を包み深部組織を守るクッションに、リン脂質は⑩＿＿＿＿に、コレステロールのほとんどは⑪＿＿＿＿となって、ある種のホルモンや胆汁、ビタミンDをつくる材料になります。

栄養素のうち、最も重要なのは⑫＿＿＿＿で、⑬＿＿＿＿がたくさん結合してできた栄養素です。コラーゲン（骨や腱などをつくる）やケラチン（毛髪や爪）、⑭＿＿＿＿（食物の分解を助ける）、⑮＿＿＿＿（免疫機能を担う）など、多種多様な物質の原料となります。

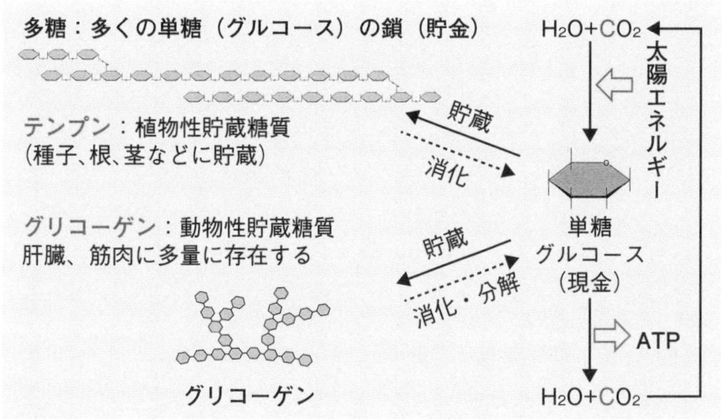

多糖類にはデンプン、グリコーゲン、セルロースなどがある。植物は、光合成によりグルコースを合成するが、水溶性が高いので、そのままでは雨などで流れてしまって、貯蔵には不向きである。そのため、植物は、グルコースを多数結合させ、水溶性の低いデンプンの形でグルコースを貯蔵している。発芽して、根が出て葉が出て光合成できるまでの栄養源となる。

図 3-6　植物と動物における糖質と自然界における炭素循環

問題10 分解力をアップする酵素の力

次の文章の空欄に、適切な語句を語句群から選び、記入しなさい。
[語句群（複数回の使用可）]　アルカリ　アミラーゼ　ペプシン　トリプシン　リパーゼ　消化　化学的　物理的　酸

食物を吸収できるように小さく分解することを生理学では①＿＿＿＿といい、大きく分けて２つの段階があります。

１つは、②＿＿＿＿**消化**です。文字どおり、食物を砕いて細かくしていく作業です。口の中で**咀嚼**したり、胃の中で**攪拌**したりという作業が、それに当たります。この作業によって食物を際限なく細かくできたとしても、それではまだ、十分に分解されたとはいえません。

身体が栄養素を吸収するには、血管の壁を通り抜けられるほど小さな分子でなければならないからです。血管の壁を通り抜け、しかも、その流動性を損なわないように物質を変化させる作業を、③＿＿＿＿**消化**といいます。体内に存在するたくさんの酵素は、この作業を助ける働きがあります。

人間の体温は通常、36～37℃程度に保たれています。これは、スピーディな化学変化に十分な温度とはいえません。しかし、化学反応を早めようとして体温を上げてしまうと、細胞を構成するタンパク質がその熱に耐えられず、変性してしまいます。酵素がなくては消化もできず、代謝は成り立たないのです。

表 3-2　主な消化酵素

	口腔	胃	膵液	腸液
糖質	④＿＿＿＿		⑤＿＿＿＿	マルターゼ スクラーゼ ラクターゼ
タンパク質		⑥＿＿＿＿	⑦＿＿＿＿ キモトリプシン	ジペプチダーゼ
脂質			⑧＿＿＿＿	

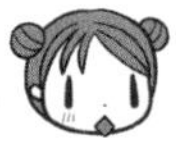

そうか。酵素ってすごく大事なんですね

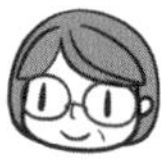

体内を流れる体液は、⑨弱＿＿＿＿＿性（pH7.35〜7.45）に保たれています。これを強力な酸性やアルカリ性に変えれば反応速度は速くなりますが、その分、粘膜などの細胞を傷つけてしまいます。自分自身を傷つけず、しかもスピーディに化学反応を起こすために、私たちはたくさんの酵素をもっているのよ

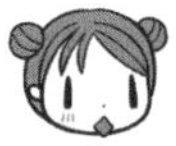

酵素が働く最適なpHというのも、あるんですか？

それは、酵素の種類にもよるの。たとえば、胃で働くペプシンはpH2、唾液のアミラーゼはpH7、膵臓から出るトリプシンはpH8で、ややアルカリ性のくらいが最適かしら

問題11　消化液による消化と吸収：糖質とタンパク質

次の文章の空欄に、適切な語句を語句群から選び、記入しなさい。
［語句群］　アミラーゼ　ジペプチド　マルトース　ペプシン　ジペプチダーゼ　マルターゼ　デキストリン　ペプチド

消化酵素には、それが働くために最適な温度とpHがありますが、もう1つすべての酵素に共通した特徴として、基質特異性というのがあります。これは、酵素が作用する相手が決まっているということで、糖質とタンパク質を消化する酵素が違うのはそのためです。

食事から入る糖質の大部分は米や小麦粉のデンプンです。豚肉やレバーにあるグリコーゲンもデンプンと同様、グルコースだけでできているので、グルコース同士の結合を切断する酵素は唾液、膵液に含まれる①＿＿＿＿＿＿だけで済みます。一方、タンパク質は構造と性質の異なる多くの種類のアミノ酸から構成されるので、タンパク質消化酵素はアミノ酸によって異なります。そのため、胃液に含まれる②＿＿＿＿＿＿をはじめ多種にわたります。

糖質もタンパク質も長い鎖ですが、両端から一つずつ切っていると時間がかかります。まずは、大雑把に切断してグルコースが数分子結合した③＿＿＿＿＿＿や小さな④＿＿＿＿＿＿にすることをくり返したほうが効率よく分解できます。

デンプンは二糖類の⑤＿＿＿＿＿＿にまで分解され、タンパク質は⑥＿＿＿＿＿＿まで分解されると、あとは小腸上皮細胞の細胞膜にある⑦＿＿＿＿＿＿、⑧＿＿＿＿＿＿により、それぞれグルコース、アミ

ノ酸にまで分解され、細胞内に入っていきます。

ここでのポイントは、分解はあえて２分子のままで止めておき、１分子のグルコース、アミノ酸にまで分解しないことです。１分子まで分解してしまうと吸収されるのは１分子だけです。でも、２分子のままにしておいて小腸上皮細胞の細胞膜の酵素で分解されながら細胞内に入れば２分子が吸収されることになります。小腸上皮細胞の細胞膜はブラシあるいははけ（刷子）の縁のような細い突起が密生しており**微絨毛**あるいは**刷子縁**といいます。小腸上皮細胞の刷子縁から中に入ったグルコースとアミノ酸は、反対側の細胞膜を通過し、絨毛内の毛細血管に入り、全身の細胞へ運ぶ血流に乗ることができます。

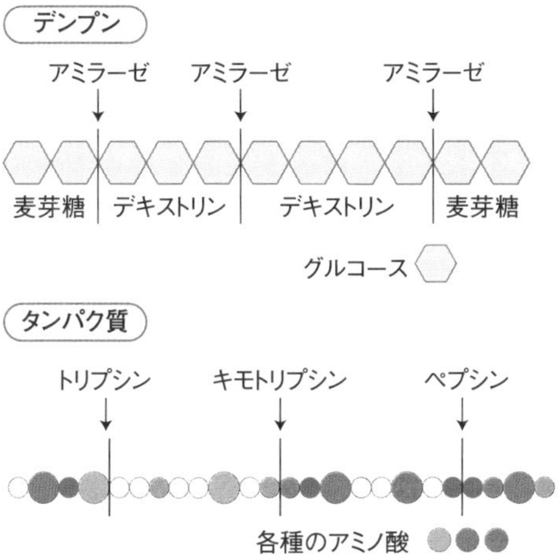

図 3-7　構造の違いからくる消化酵素の違い

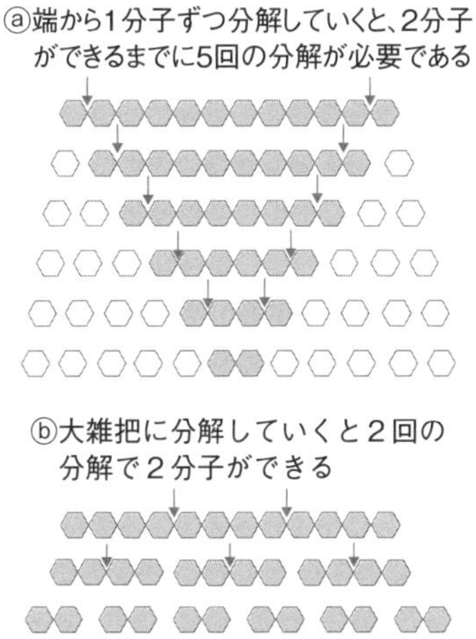

図 3-8　分解方法による効率の違い

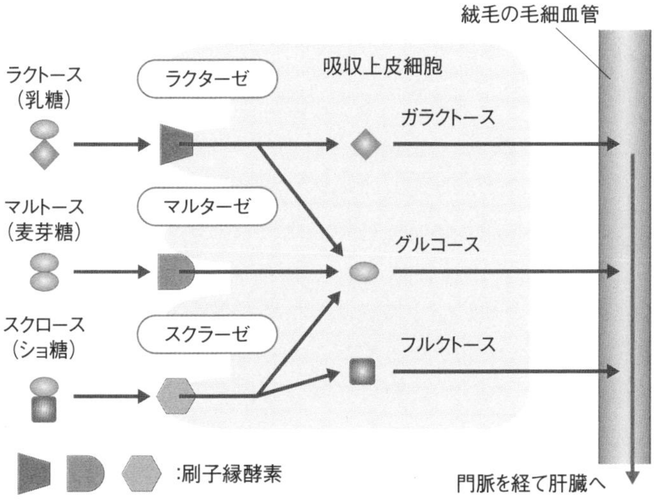

図 3-9　小腸における二糖類の消化と吸収

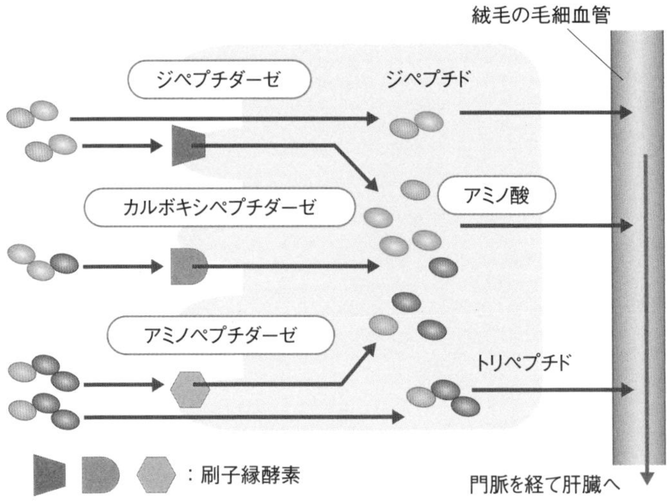

図 3-10　小腸におけるペプチドの消化と吸収

問題12　胆汁の成分と脂質を乳化する胆汁酸の働き

次の文章の空欄に、適切な語句を語句群から選び、記入しなさい。
［語句群（複数回の使用可）］　脂肪酸　胆汁酸　中性脂肪　乳化　ビリルビン　コレシストキニン　ペプシン　リパーゼ

食物から摂取する脂質の大部分は、グリセロールというアルコールに①＿＿＿＿＿が3つ結合した②＿＿＿＿＿＿です。トリアシルグリセロール（triacylglyserol）あるいは**トリグリセリド**（triglyceride）といい、略して**TG**とよんでいます。

TGを分解するのは、③＿＿＿＿＿という消化酵素です。胆汁は、この消化酵素を助けることで、間接的に消化を促します。

胆汁の97％は水分です。含まれているのは、ほかに④＿＿＿＿＿や⑤＿＿＿＿＿＿、コレステロールなどがあります。胆汁が黄色く見えるのは、⑥＿＿＿＿＿＿によるものです。

消化管を通るTGは、水と分離したかたちで存在しています。③は水の部分に溶けていますので、このままの状態だと、水と接している部分しか、消化酵素の作用を受けることはできません。これでは消化が十分に進まないため、胆汁に含まれる⑦＿＿＿＿＿の働きで、分離していた脂肪分を小さな滴にして水中に分散させます。

これは、分離していたドレッシングをよく混ぜて、牛乳のように白く濁った状態にするのと同じで、⑧＿＿＿＿といいます。このことによってTGが水と接する表面積は格段に大きくなり、消化酵素の作用を受けやすくなります。

問題13 消化液による消化と吸収：脂質

次の文章の空欄に、適切な語句を語句群から選び、記入しなさい。
［語句群］ グリセロール、脂肪酸、心臓、中性脂肪、毛細血管、リンパ管

さて、グルコースやアミノ酸は小腸で吸収され、門脈を通って肝臓へ送られる、とお話しました。では、もう１つの栄養素、脂質はどこへ向かうのでしょうか。

実は、脂質の通り道はちょっと変わっています。吸収された後、まっすぐ肝臓へ向かうのではなく、①＿＿＿＿＿＿を経て静脈に合流し、いったん②＿＿＿＿に戻ってから全身に運ばれるのです。理由はけっこう単純です。脂質はそのままだと分子が大きすぎて、③＿＿＿＿＿＿に入れないのです。

④＿＿＿＿＿＿と⑤＿＿＿＿＿の一部は小腸の粘膜に吸収され、そのまま門脈を通って肝臓に入ることもあります。しかし、その大部分は小腸で⑥＿＿＿＿＿＿に再合成され、リンパ管へと入っていきます。そのため、同じタイミングで口に入っても、脂質が血液内を流通するタイミングは、糖質やアミノ酸に比べると遅くなります。

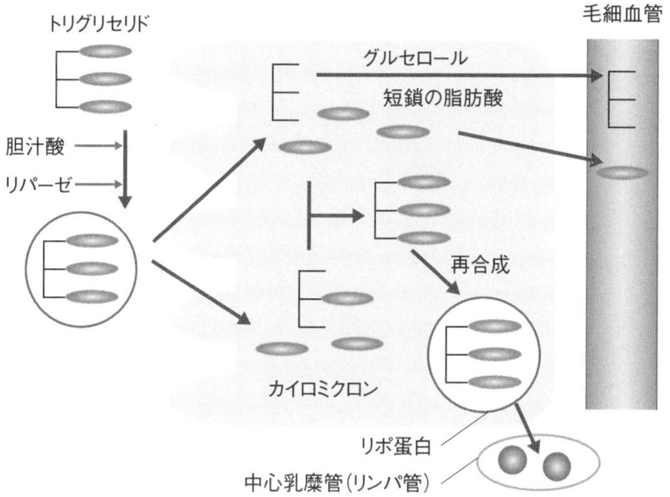

図 3-11 小腸における脂質の消化と吸収

問題14 消化液の分泌を調節する神経とホルモン

次の文章の空欄に、適切な語句を語句群から選び、記入しなさい。
[語句群（複数回の使用可）] 肝臓　胆嚢　交感　副交感　ガストリン　コレシストキニン　セクレチン　ペプシノゲン　粘液

消化器系を含め内臓の諸機能は、神経系と内分泌系により不随意に調節されています。調節にかかわる神経系は自律神経系です。昼間、身体活動を盛んに行っているときは①______**神経**が、食事中や夜間、休憩しているときには②______**神経**がメインに働きます。

食事をすると消化管の運動を促進するとともに、消化腺からの消化液の分泌を促進するのが②神経です。一方、活動している間は食事をしないので、消化管の運動や消化液は必要ないので、①神経は抑制的に働きます。

ホルモンのうち、消化に関係するものを**消化管ホルモン**とよび、いったん血液中に分泌され、体内をめぐった後、再び分泌された近くの消化管に作用します。かぎられた部分にしか働かないため、局所ホルモンともよばれます。

消化管ホルモンは食物それ自体の流れによって刺激され、分泌されます。食物が胃の中に入り、胃の中のpHが上昇すると、それが胃細胞を刺激して、③______が分泌されます。分泌されたホルモンがさらに胃腺を刺激して、タンパク質分解酵素の前駆体（④______）や⑤______、**胃酸**（塩酸）の分泌を増加させます。

粥状になった食物が十二指腸へと移動すると、内容物に含まれる塩酸などの刺激によって、十二指腸や空腸の一部から⑥______や⑦______などのホルモンが分泌されます。これらのホルモンは血中を経て**膵臓**に作用し、最も多くの消化酵素と重炭酸イオンを含む**膵液**を分泌させます。

さらに⑧______は⑨______を刺激して胆汁の分泌を増加させ、⑩______は⑪______を収縮させて、胆汁の排出を促します。

また、⑫______は胃から分泌されるタンパク質分解酵素や粘液、胃酸（塩酸）の分泌を抑制します。

表 3-3　消化液の分泌調節

	神経による調節		ホルモンによる調節	
	促進	抑制	促進	抑制
唾液	副交感神経 交感神経	―	―	―
胃液	副交感神経	交感神経	ガストリン ヒスタミン	セクレチン GIP*
膵液	副交感神経	交感神経	セクレチン コレシストキニン	―
胆汁	副交感神経	交感神経	コレシストキニン	―

*GIP：gastric inhibitory peptide、胃抑制ペプチド

問題15 小腸から門脈、肝臓へ

次の文章の空欄に、適切な語句を語句群から選び、記入しなさい。
［語句群（複数回の使用可）］ 1.5 2.5 50 70 80 1,400 2,000 肝鎌状間 肝細胞索 肝小葉 マクロファージ グリソン ディッセ 貪食 門脈 周辺 中心 類洞

小腸で栄養素を吸収した血液は、①＿＿＿＿とよばれる特殊な血管（静脈）を通り、肝臓に向かいます。

焼き鳥屋さんでレバーを食べたことがある人はわかると思いますが、人間の肝臓もあれと同じ、**赤褐色**をしています。何しろ、毎分②＿＿＿＿**L**の血液が肝臓に流れ込み、肝臓が含む血液の量は全体の10～14％にもなります。血液が豊富なのは、肝臓の大きな特徴です。

肝臓には、肝動脈から血液が流れ込みますが、その量は肝臓全体に流れ込む血液のわずか5分の1に過ぎません。肝臓を満たしているのは、ほとんどが小腸から流れ込む**静脈血**です。

血液を多く含んだ肝臓は人体の臓器のなかで最も重く、成人で③＿＿＿＿**g**ほど。④＿＿＿＿＿＿**膜**を境に、**右葉**と**左葉**に分かれた構造をしています。

肝臓はとても我慢強い臓器で、少々の障害を受けても症状が現れません。別名「沈黙の臓器」ともよばれ、その⑤＿＿＿＿**％**近くを切り取っても再生できるほど、再生能力の高い臓器でもあります。半面、障害が⑥＿＿＿＿**％**程度に及ぶと機能不全になるともいわれています。我慢強いだけに、症状が出た頃にはすでに手遅れ、ということもしばしばです。

肝臓の組織を顕微鏡で覗くと、肝細胞がたくさん集まって六角形のかたまり（ブロック）をつくっているのが見えます。これは⑦＿＿＿＿＿とよばれ、肝臓の組織の単位になります。これを立体的にとらえると、肝細胞が1層に並んだ板状の壁（⑧＿＿＿＿＿＿）が放射状に集まったような形をしています。

この壁と壁の隙間に迷路のように走っているのが⑨＿＿＿＿（**洞様毛細血管**）で、その内面にはクッパー星細胞とよばれる⑩＿＿＿＿＿＿＿＿（大食細胞）が常在しています。血液の中に異物が侵入してくると、それを⑪＿＿＿＿してくれます。

また、肝小葉内の⑫＿＿＿＿＿＿と⑬＿＿＿＿の間には⑭＿＿＿＿**腔**という隙間があり、この隙間を介して類洞と肝細胞との間で物質交換が行われています。ちなみに、肝小葉を構成する肝細胞は約⑮＿＿＿＿**万個**です。

肝小葉における体液の流れは大きく２つあります。
１つは血液によるもので、血液は小葉間動脈と小葉間静脈を通って、肝小葉の⑯＿＿＿＿＿部から⑰＿＿＿＿＿部に向かって流れ、肝細胞と酸素や栄養素、老廃物などの交換をします

もう１つの流れは？

それは胆汁によるもの。肝細胞で作られた胆汁は⑱＿＿＿＿＿部から⑲＿＿＿＿＿部へ、つまり血液とは逆の方向へ流れます
胆汁は肝細胞の隙間（毛細胆管）を運ばれ、⑳＿＿＿＿＿＿＿鞘内の小葉間胆管に入ります

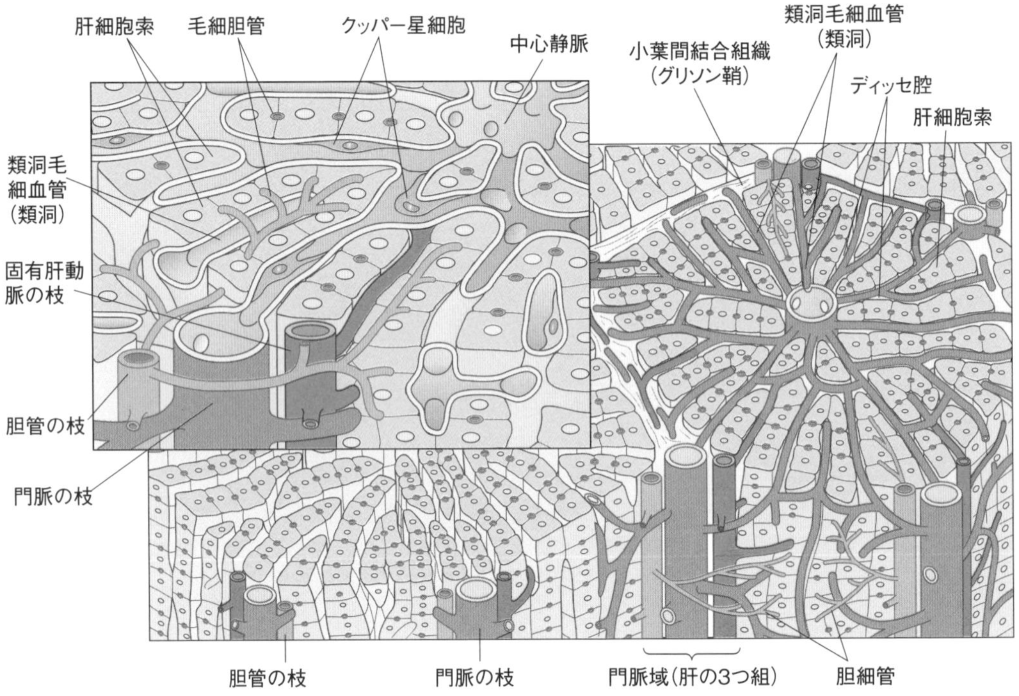

図 3-12　肝小葉

問題16 肝臓がもつさまざまな機能

次の文章の空欄に、適切な語句を語句群から選び、記入しなさい。
［語句群（複数回の使用可）］ 110 130 アセトアルデヒド アンモニア グリコーゲン グルコース 無毒、尿素 プロトロンビン フィブリノゲン

日本語には、いちばん大事で中心になることを「肝心かなめ」という古くから伝わる言葉があります。この言葉が示すとおり、肝臓は身体の中で大変重要な働きを担っている臓器です。

肝臓がもつおもな機能を、以下に示しました。

❶栄養素の作り替え

肝臓は、植物性の貯蔵糖質であるデンプンを動物性の貯蔵糖質である①＿＿＿＿＿＿に作り替えたり、他の生物のタンパク質や脂質を人間に必要なタンパク質や脂質に作り替えています。

❷血糖調節

正常な血糖値は、血液1dLあたり、②＿＿＿＿**mg**以下です。肝臓はこの範囲内になるよう、血液中の糖（③＿＿＿＿＿＿）濃度を調節し、余分な糖は④＿＿＿＿＿＿とよばれる多糖類にして、貯蔵します。そして、血糖値が低下したときには、貯蔵していた多糖類を再び分子の小さな糖にして、血液の中へと放出しています。

❸胆汁の生成

肝臓は、身体の中で最も大きい腺組織でもあります。胃から胃液が分泌されるように、肝臓の細胞からは胆汁が分泌されます。

❹解毒作用

肝臓は血液中に紛れ込んできた有害物質を分解して、⑤＿＿＿＿**化**しています。

腸で吸収され肝臓内に運ばれたアルコールは、⑥＿＿＿＿＿＿から酢酸へと分解され、最終的には二酸化炭素と水になって体外に排出されます。

また、アミノ酸を分解する過程でつくられた⑦＿＿＿＿＿＿（有害物質）は、肝臓に運ばれて⑧＿＿＿＿となり、尿中に排出されます。

❺血液凝固因子の生成

肝臓は、⑨＿＿＿＿＿＿や⑩＿＿＿＿＿＿など、血液凝固に重要な役割を果たす物質の大部分を生成しています。

問題17 肝臓がつくる胆汁の成分

次の文章の空欄に、適切な語句を語句群から選び、記入しなさい。
[語句群（複数回の使用可）] アルブミン ウロビリノゲン 黄疸 直接 間接 グロビン 腸肝循環 ビリルビン ヘム ヘモグロビン マクロファージ 門脈 90 120 150

胆汁には、①＿＿＿＿＿という黄褐色の色素が含まれています。この色素、実は古くなって壊された**赤血球の残骸**です。

骨髄で生まれ、血液内に入った赤血球の寿命は、②**約＿＿＿日**です。老化した赤血球は、③＿＿＿＿＿＿（大食細胞）によって貪食・破壊され、破壊された赤血球からは④＿＿＿＿＿＿が放出され、⑤＿＿＿＿という色素と⑥＿＿＿＿というタンパク質に分かれます。

⑥はその後アミノ酸に分解され、タンパク質合成に再利用されます。一方、⑦＿＿＿＿は鉄と分離し、⑧＿＿＿＿＿＿という物質に変化します。このとき分離した鉄は、赤血球の生成のために再利用されます。

この時点でのビリルビンは水に溶けない不溶性（⑨＿＿＿＿**型ビリルビン**）ですが、血漿中のタンパク質（⑩＿＿＿＿＿＿）と結合して肝臓に運ばれると、水溶性（⑪＿＿＿＿**型ビリルビン**）に変化します。

水溶性となったビリルビンは胆汁に混じって腸内に分泌され、腸内細菌の作用で⑫＿＿＿＿＿＿という物質に変化し、大部分は便と一緒に排出されます。便に混じらなかった部分は、小腸から栄養素と一緒に吸収され、⑬＿＿＿＿を通って肝臓に戻り（胆汁の⑭＿＿＿＿＿＿といいます）、その一部は腎臓で尿中に排泄され、体外へ排出されます。

肝機能が弱まったり、胆汁が流れ込む胆管が詰まると、胆汁が血液のほうに流れ込んでビリルビンが血液の中に溜まり、⑮＿＿＿＿という症状が出ます。

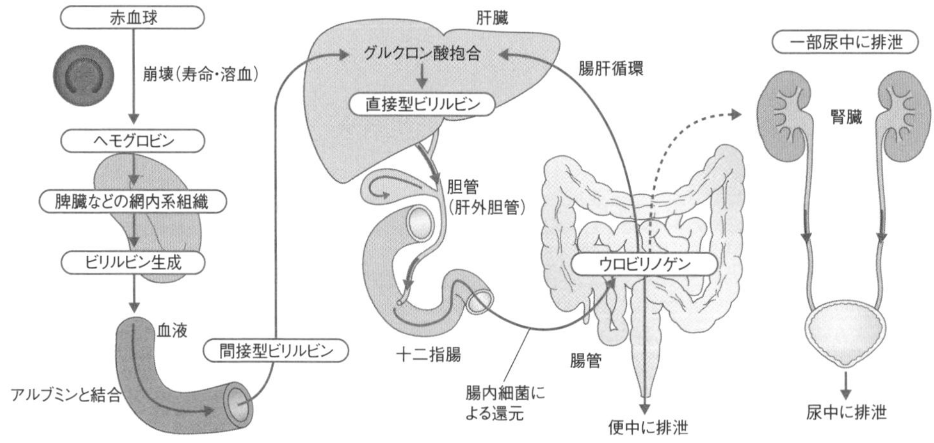

図 3-13 ビリルビンの生成と排泄

問題18 肝機能検査と酵素の関係

次の文章の空欄に、適切な語句を語句群から選び、記入しなさい。
[語句群（複数回の使用可）] γ-GTP　ALP　ALT　AST　GOT　GPT

代謝や解毒など、肝臓の化学作用には酵素が欠かせません。最もポピュラーでなじみのある酵素は、①＿＿＿＿（グルタミン酸オキザロ酢酸トランスアミナーゼ）と②＿＿＿＿（グルタミン酸ピルビン酸トランスアミナーゼ）でしょう。このほかには、③＿＿＿＿（アルカリホスファターゼ）や④＿＿＿＿（ガンマ-グルタミン・トランスペプチターゼ）とよばれるものもあります。

肝臓に障害があると、壊れた細胞から血液中に酵素が大量に流れ出てくるため、血中にある酵素の数を調べると肝機能の善し悪しがわかります。

⑤＿＿＿＿は他の臓器よりも肝臓に多く存在している酵素ですが、⑥＿＿＿＿は肝臓のほか、心筋や腎臓、骨格筋にも含まれています。したがって、心筋梗塞や筋ジストロフィーなどの場合にも、血液中の検査値が上昇します。

GOTやGPTはアミノ基転移酵素といって、不要なアミノ酸からアミノ基を移動させて必要なアミノ酸に作り替える働きがあります。最近呼び方が変わり、GOTは⑦＿＿＿＿（アスパラギン酸アミノトランスフェラーゼ）、GPTは⑧＿＿＿＿（アラニンアミノトランスフェラーゼ）となりました。

GOT、GPTはアミノ基が移動する前の名前を基準にした呼び方で、AST、ALTは、アミノ基が移動した後の名前を基準にした呼び方です。知っておくと、検査データを読む際に役に立ちます。

問題19 大腸から肛門へ

次の文章の空欄に、適切な語句を語句群から選び、記入しなさい。
[語句群] 直腸　盲腸　上行結腸　下行結腸　S状結腸　横行結腸　内肛門括約　外肛門括約

小腸ですっかり栄養分を吸い取られた残りかす（食物残渣）は、大腸へと送られます。大腸はカタカナの「コ」の字を逆にしたような形をした管で、①＿＿＿＿、②＿＿＿＿、③＿＿＿＿、④＿＿＿＿、⑤＿＿＿＿、⑥＿＿＿＿の順に続きます。

この管を通るうちに、残った水分はすっかり吸収され、粥状だった内容物は、固形状の糞便塊に変化していきます。固形状になった糞便塊は、肛門括約筋の運動によって、肛門から排泄されます。大腸には多くの細菌が棲みつき、未消化の内容物を処理しています。

最後に1つ。便意をもよおすのはどうしてか、知っているかしら？

まさかそれも、ホルモンが命令するんじゃないですよね？

ハハハ、これは違うの。糞便塊が蠕動運動によって直腸に入ると、その刺激で壁が押し広げられるだけ。便意をもよおすと、反射的に直腸の壁の⑦＿＿＿＿＿＿＿＿筋（平滑筋）が収縮して、排便できます。
平滑筋なので、自分の意思で収縮・弛緩させることはできないの

じゃあ、我慢するときは？

⑧＿＿＿＿＿＿＿＿筋（骨格筋）を収縮させて便が出ないようにするの。
骨格筋なので、自分の意思でコントロール（収縮・弛緩）できる筋肉だから、便意に逆らって働くこともできるのね

Chapter 3 食べる ○× 確認問題

「食べる」に関する記述です。正しいものには○を、間違っているものには×をつけなさい。

（　　　）①基礎代謝は加齢とともに増加する。
（　　　）②五大栄養素とは、糖質、脂質、タンパク質、ビタミン、ミネラルである。
（　　　）③栄養素のうち、最も簡単に分解できるは脂質である。
（　　　）④脂質は代謝によって、中性脂肪やリン脂質、コレステロールに作り替えられる。

(　　) ⑤タンパク質はアミノ酸が結合してできた栄養素で、消化酵素、抗体などの物質の原料となる。

(　　) ⑥糖質を分解する主な消化酵素には、アミラーゼ とペプシンがある。

(　　) ⑦タンパク質を分解する主な消化酵素には、トリプシンとジペプチダーゼがある。

(　　) ⑧脂質を分解する主な消化酵素には、リパーゼがある。

(　　) ⑨口腔内で噛み砕かれた食物は、線毛運動によって咽頭から食道に流れていく。

(　　) ⑩胃は食物を一時的に貯え、攪拌して粥状にする。

(　　) ⑪食物が胃に下りてくると、胃壁からペプシノゲンと胃酸が分泌される。

(　　) ⑫小腸は回腸から十二指腸、空腸の順に続く、細く長い管で消化管全体の3/4を占める。

(　　) ⑬小腸の表面をおおう粘膜には輪状ヒダがあり、腸絨毛が生えているため、表面積は見た目の約600倍に広がっている。

(　　) ⑭胆汁は胆嚢でつくられる。

(　　) ⑮胆嚢で濃縮された胆汁は、粘液とともに胃内に放出される。

(　　) ⑯胆汁の97%は水分で、胆汁酸、ビリルビン、コレステロールが含まれる。

(　　) ⑰胆汁は、おもにタンパク質の分解を助ける役目をしている。

(　　) ⑱膵液は、多量の重炭酸イオンを含む酸性で、胃液を中和する働きがある。

(　　) ⑲膵液に含まれる消化酵素の前駆体は、小腸に入るとそれぞれトリプシンとキモトリプシンになり、糖質を分解する。

(　　) ⑳膵リパーゼ（ステアプシン）は、中性脂肪を脂肪酸とグリセロールに分解する。

(　　) ㉑膵アミラーゼ（アミロプシン）は、デンプンや多糖類を麦芽糖（マルトース）に分解する。

(　　) ㉒副交感神経は消化液の分泌を増加させる。

(　　) ㉓胃の中のpHが上昇すると胃細胞が刺激され、消化管ホルモンであるガストリンが分泌される。

(　　) ㉔コレシストキニンは肝臓を刺激して胆汁の分泌を増加させる。

(　　) ㉕セクレチンは胆嚢を収縮させ、胆汁の排出を促す。

(　　) ㉖セクレチンは、胃から分泌されるタンパク質分解酵素や粘液、胃酸の分泌を抑制する。

(　　) ㉗小腸で栄養素を吸収した血液は、門脈を通り、肝臓へ向かう。

(　　) ㉘肝臓には毎分1.5Lの血液が流れ込み、そのほとんどが動脈血である。

(　　) ㉙肝小葉では血液は小葉間動脈と小葉間静脈を通って、肝小葉の周辺部から中心部へ向って流れる。

(　　) ㉚肝細胞でつくられた胆汁は周辺部から中心部に向かって流れ、グリソン鞘内の小葉間胆管に入る。

(　　) ㉛胆汁に含まれるビリルビンという色素は、破壊された赤血球の残骸である。

(　　) ㉜肝機能が弱まったり、胆汁が流れ込む胆管が詰まると、ビリルビンが血液中に溜まり、黄疸が生じる。

(　　) ㉝便意をもよおすと、直腸壁の内肛門括約筋（平滑筋）が収縮して、排便できる。

(　　) ㉞排便を我慢するときは、外肛門括約筋（平滑筋）を収縮させる。

Chapter

4 捨てる

細胞の中で代謝が行われると、ゴミが出てきます。私たちの身体には、個々の細胞から出たゴミを回収し、その種類に応じて適切なゴミ処理場まで運び、体外に排出してくれる仕組みが備わっています。

ゴミを集めるのは血液なの。血液は、個々の細胞に必要な物質を届けると同時に、不要な物質を回収しているのよ

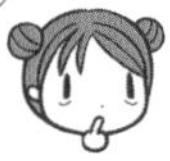

血液が集めたゴミは、どこで処理されるんですか？

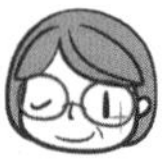

代表的なのは腎臓でしょ、それと肺、肝臓……皮膚や髪の毛というのもあるわね

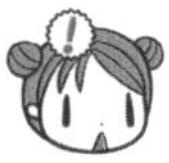

えっ、皮膚や髪の毛も？

問題1 二酸化炭素の捨て場所――肺

次の文章の空欄に、適切な語句を語句群から選び、記入しなさい。
[語句群（複数回の使用可）] アンモニア　ビリルビン　左心房　右心房　肝臓　血液　消化　解毒　吸　呼　左心房　酸素　二酸化炭素　肺胞　水

細胞の活動によって生じるゴミには、揮発性のものと不揮発性のものがあります。このうち、揮発性のゴミにあたるのが①＿＿＿＿＿＿＿＿です。

グルコースなど炭素と水素でできた栄養素を、酸素を使って燃やすと、最終的には水と二酸化炭素ができます。1分子のグルコースを分解する場合、グルコース（$C_6H_{12}O_6$）＋ $6O_2$ → $6H_2O$ ＋ $6CO_2$となり、6分子ずつの水と二酸化炭素できます。こうしてできた水と二酸化炭素のうち、②＿＿＿＿はそのまま体内で再利用されます。二酸化炭素は血液によって肺へと運ばれ、呼吸運動によって肺から体外へ排出されます。

つまり、細胞から出た二酸化炭素を集めて心臓の③＿＿＿＿＿＿に戻ってきた血液は、右心室の働きで、肺へと送られます。肺胞の周囲には毛細血管が張り巡らされており、この毛細血管の中を血液が通過するとき、運ばれてきた**二酸化炭素は**④＿＿＿＿**へと拡散し、**⑤＿＿＿＿**気**とともに空気中に捨てられます。このとき、同時に肺胞中の**酸素が**⑥＿＿＿＿**中に拡散**することで、空気中の酸素が血液に取り込まれます。

揮発性のゴミが二酸化炭素なら、
不揮発性のゴミって何ですか？

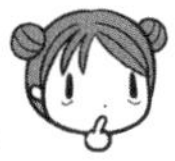

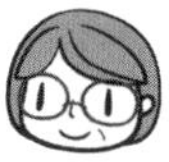

いちばん多いのは尿素。あと代表的なものは⑦＿＿＿＿＿＿ね

タンパク質を体内で燃やすと、アミノ酸の窒素から⑦がつくられます。この物質は、生物にとって有害なものです。⑦は⑧＿＿＿＿に運ばれ、アルギナーゼの働きで、**尿素**に作り替えられます。尿素は水に溶けやすく、⑦よりもはるかに毒性が少ないため、これは⑧の⑨＿＿＿＿**作用**の一種ともいえます。

問題 2　ゴミを分別する腎臓

次の文章の空欄に、適切な語句を語句群から選び、記入しなさい。
[語句群（複数回の使用可）]　肝臓　腎臓　膵臓　赤血球　白血球　タンパク質　糖質

体内から出る不揮発性のゴミは、水溶性のものと不溶性のものに分けられます。水溶性のものはそのまま①＿＿＿＿へ運ばれて尿となりますが、不溶性のものは②＿＿＿＿で水溶性のものに変えられてから③＿＿＿＿へと送られます。

ゴミには、**窒素**や**硫黄**、**リン**なども含まれています。これら元素の大部分は再利用できるため、ゴミを捨てる場合には、「リサイクルできるゴミ」と「リサイクルできないゴミ」にも分けなければなりません。

面倒なゴミの分別を担っているのは腎臓です。腎臓の重要な機能は尿をつくることではなく、この分別です。必要なものは体内に残し、不必要なものを身体の外に出す、その手段がたまたま、尿なのです。

驚いた。私たちの身体はゴミをちゃんと分別して捨てているんですね

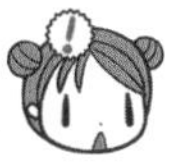

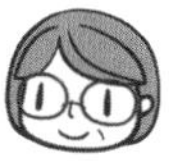

使えるものはちゃんと再利用するし、とってもエコロジーでしょ

そういえば、古くなった赤血球から放出されたヘモグロビンも、最後はヘムとグロビンに分解されて再利用されるんでしたっけ

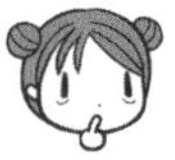

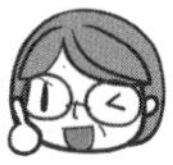

そうよ。ヘムから離れた鉄は、新しい④＿＿＿＿＿のために、グロビンは新しい⑤＿＿＿＿＿のために利用されるのよね

問題3 腎臓の位置と血液量

次の文章の空欄に、適切な語句を語句群から選び、記入しなさい。
また［　　］内の語句の正しいほうを選びなさい。
［語句群］ 膵臓　肝臓　腹側面　後腹壁　1　3　5　8　11

皆さんは、腎臓が身体のどこにあるか知っていますか？

腎臓は下腹部にあるように勘違いされやすいのですが、実はもっと背中側の、腰より少し高めの①＿＿＿＿＿＿に付着しています。腹膜の中ではなく後ろにあるので、**後腹膜臓器**（**器官**）とよばれます。

腎臓は、脊柱の左右、ちょうど②**第**＿＿＿**胸椎**から③**第**＿＿＿**腰椎**の高さにあるソラ豆のような形をした左右一対の臓器です。右の腎臓は④＿＿＿＿＿があるため、左よりもやや［⑤ **高い**　**低い**］位置にあります。

片方の腎臓の大きさはヒトの握りこぶしよりやや大きく、重さは120〜150g。左右あわせても300gと、腎臓はさほど大きい臓器ではありません。

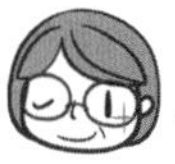

1分間に心臓から送り出される血液量（分時心拍出量）を5Lとすると、腎血流量（RBF：renal blood flow）は毎分1.25L。これを1日に換算すると、なんと1800L、ドラム缶10本分にもなるの

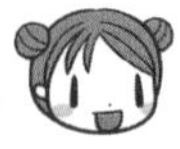

腎臓はそんなにたくさんの血液から、「いるもの」と「いらないもの」を選り分けているんだ

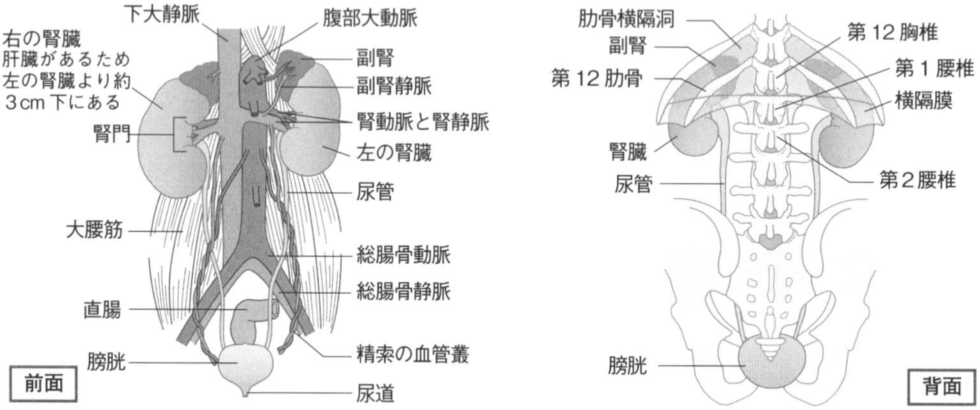

図4-1　腎臓の位置

問題4 腎臓の構造

次の文章の空欄に、適切な語句を語句群から選び、記入しなさい。
［語句群（複数回の使用可）］ 下大　上大　糸球体　腎小体　腎動脈　尿細管　ネフロン　ボーマン嚢　毛細血管　輸出　輸入

腎臓には肝臓における肝小葉と同じ①＿＿＿＿＿＿（腎単位）とよばれる構成単位があり、②＿＿＿＿＿と③＿＿＿＿＿でできていて、その数は片方の腎臓だけで約100万個あります。腎小体は、糸球体とボウマン嚢、血管極、尿管極からなります。

とはいえ、腎臓にあるすべてのネフロンがいつもフル稼働しているわけではありません。腎臓は通常、かなり予備能力を蓄えた状態で尿をつくっています。ですから、病気や生体腎移植で片方の腎臓を失った場合でも、残った腎臓のそれまで休んでいたネフロンが働き、腎臓の機能はほとんど低下しなくてすむほどです。

ネフロンの一部である④＿＿＿＿＿は、⑤＿＿＿＿＿から枝分かれした⑥＿＿＿＿＿＿のかたまりです。杯状に広がった尿細管の末端部分にあたる、⑦＿＿＿＿＿＿が取り囲んでいます。顕微鏡でみるとちょうど毛玉（球）のようにみえることから、⑧＿＿＿＿＿という名がつけられました。

腎動脈は１本の⑨＿＿＿＿**細動脈**となってボーマン嚢に入ると、⑥網となって糸球体を形成します。そして、糸球体で血液をろ過した後、再び集まって１本の⑩＿＿＿＿**細動脈**としてボーマン嚢を出ます。

⑩細動脈は尿細管の周囲で再び⑥網をつくり、腎臓から出ると、⑫＿＿＿＿**静脈**に注ぎます。このように、ごく短い間に毛細血管が２回直列に並ぶのは、腎臓の大きな特徴です。

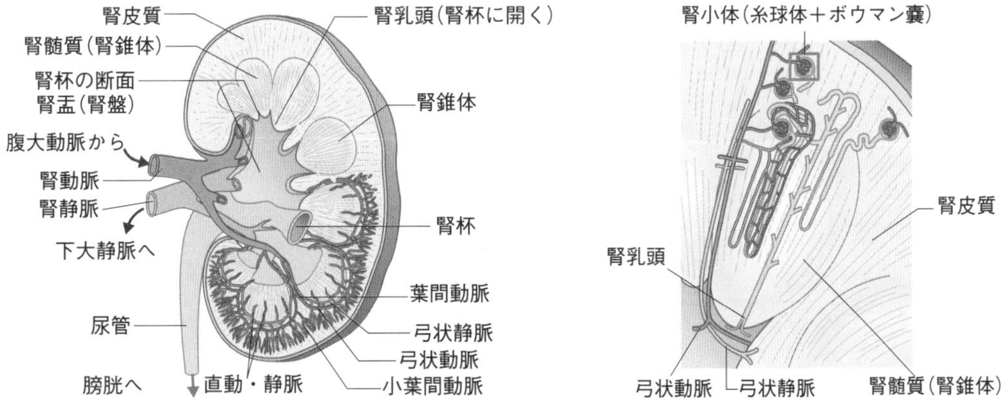

図 4-2　腎臓の構造

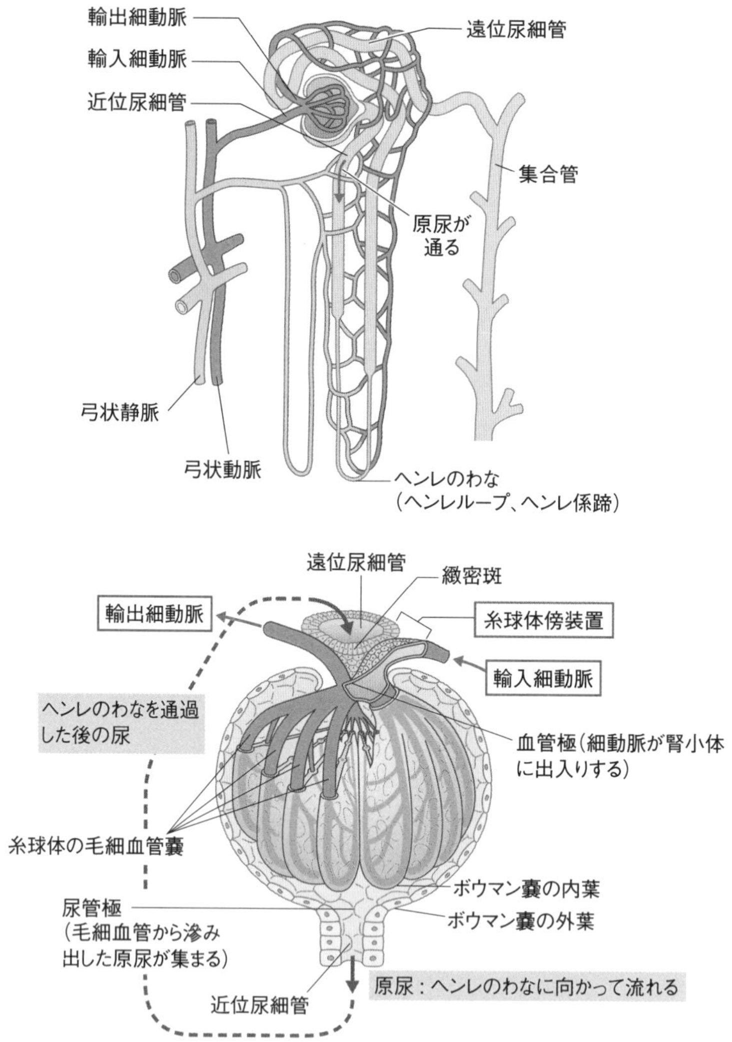

図 4-3　ネフロンの構造

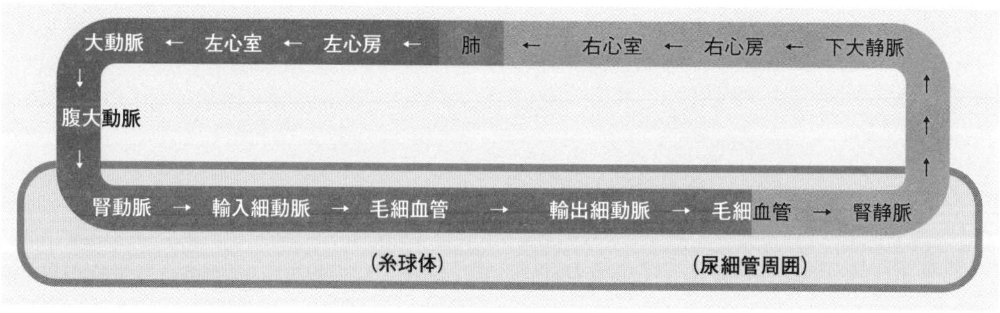

図 4-4　腎血管の概略図

問題5 ネフロンにおける尿の生成

次の文章の空欄に、適切な語句を語句群から選び、記入しなさい。
[語句群（複数回の使用可）] 血漿 原尿 再吸収 尿細管 ろ過 1.5 5 50 99

腎臓に送られた①＿＿＿＿は、輸入細動脈を経て糸球体の毛細血管を通過する間に②＿＿＿＿され、その20%がボーマン嚢に出てきます。この液体が尿のもと、③＿＿＿＿です。

糸球体では、「いるもの」と「いらないもの」の区別ではなく、物質の大小だけで判断します。

したがって、赤血球や白血球といった細胞、分子の大きなタンパク質はろ過されず、血漿の中に残ります。反対に、水分やグルコース、アミノ酸、電解質などはザルの目をくぐり抜け、原尿となります。

④＿＿＿＿は、原尿に含まれる物質のなかから必要なものを選別し、⑤＿＿＿＿しています。同時に、血液中に残ったままになっているゴミを尿細管へ引き込む働きもしています。これを**分泌**とよんでいます。

ちなみに、血糖値が高いとグルコースの糸球体のろ過量も多くなります。あまりに多量のグルコースがろ過されると、再吸収しきれずに尿に糖が混じることがあり、これを**糖尿**といいます。血糖値が正常でも、尿細管の再吸収能力に障害が起これば、糖尿は起こります（**腎性糖尿**）。

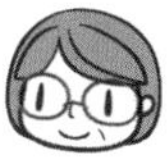

健康な人が1日にだいたい⑥＿＿＿＿Lの尿を排泄するといわれています

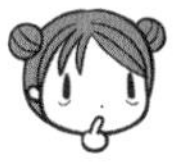

大きめのペットボトル1本分、か……

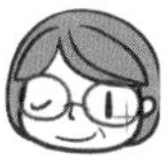

ところが、糸球体で1分間にろ過される血液の量（糸球体ろ過量）は100～110mL。
1日あたりに換算すると100mL×60分×24時間で、144Lにもなるの

ということは、144Lから1.5Lを引いた分が再吸収されているんですか？

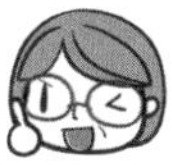

そうなの。だから、原尿といっても実際に排出される尿の量とはほど遠くて、その⑦＿＿＿＿%は、再び体内へと戻るのよ

問題6 血圧と尿量の関係

次の文章の空欄に、適切な語句を語句群から選び、記入しなさい。
また［　　］内の語句の正しいほうを選びなさい。
［語句群（複数回の使用可）］　ボーマン嚢　糸球体　尿細管　糖尿病　尿毒症

尿生成の第1段階は、①＿＿＿＿＿＿における血液のろ過だとお話しました。ろ過を可能にするのは、血圧の力です。

まずは、尿の生成と血圧の関係を示した**図4-5**をみてください。ポイントは、輸入細動脈は輸出細動脈よりも太いということです。入口が太くて出口が狭いということは当然、血液が押し合い・へし合いの状態になり、血圧が［② **上昇　低下**］します。その状態の血圧が、③＿＿＿＿＿＿のろ過を助けるのです。

糸球体血圧は、一般の毛細血管血圧よりも［④ **高く　低く**］、**60mmHg**ぐらいです。一方、この血圧に対抗する力となる血漿タンパクの浸透圧は**25mmHg**、ボーマン嚢内圧は**15mmHg**です。

つまり血漿が浸み出す力60mmHgに対して、合計40mmHgの圧力が血漿を引き止める力となり、ろ過にかかる圧力（有効ろ過圧）は次のようになります。

有効ろ過圧＝糸球体血圧－（血漿浸透圧＋ボーマン嚢内圧）＝60－（25＋15）＝20mmHg

仮に、出血により血液量が減ったり、心不全で血圧が下がり、糸球体血圧が40mmHgまで低下すると、有効ろ過圧はゼロになります。そのため、尿はつくられなくなり、老廃物が体内に蓄積して、⑤＿＿＿＿＿＿とよばれる重篤な病態となります。また、血圧が正常でも、尿細管に腎臓結石ができてボーマン嚢内圧が35mmHg以上高くなると、理論上、ろ過は止まってしまいます。

ところが現実には、腎動脈の血圧が80～200mmHgの範囲であれば、血圧が上昇しても低下しても、腎血流量や糸球体ろ過量に変化はみられません。これは、腎血流の自己調節作用とよばれ、平滑筋自体の機械的な性質によるものだと考えられています。

腎臓でゴミを捨てるのは、肺で二酸化炭素を捨てるほど簡単ではありません

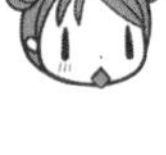

どういうことですか？

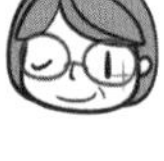

腎臓を通る血液は、心臓の左心室から送り出された血液全体の1／4。残りの3／4は腎臓を通らずに心臓に戻ってきて、そのまま再び全身に送り出されてしまうの。でも1／4ずつ順番に腎臓を通って、最後はちゃんと捨てられます

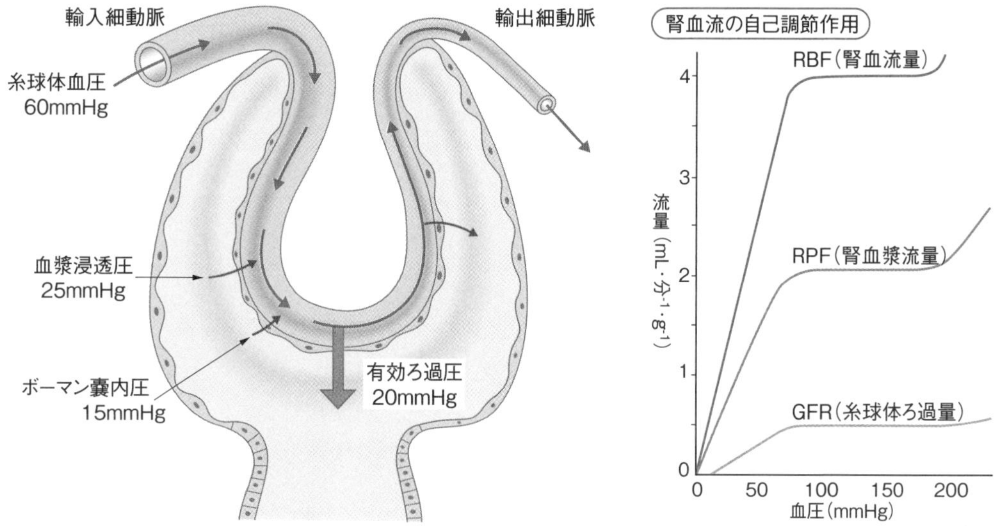

図 4-5　血液のろ過と血圧の関係

問題 7　そのほかのゴミ処理業者

> **次の文章の空欄に、適切な語句を語句群から選び、記入しなさい。**
> **［語句群］　汗腺　解毒　重金属　小腸　油溶　水溶　唾液　皮脂　アルブミン　ビリルビン　無毒化**

ところで、ゴミ処理業者には肺や腎臓だけじゃなく、肝臓や皮膚、髪の毛も含まれます。

肝臓が担当するのは特殊なゴミです。肝臓に①＿＿＿＿**作用**があることはすでに説明しました。肝臓は体内に入ってきた不溶性の物質を②＿＿＿＿**性**に変えることで③＿＿＿＿し、**胆汁**に混ぜて④＿＿＿＿に分泌しています。赤血球中のヘモグロビンの分解産物である⑤＿＿＿＿も、そうしたゴミの一種です。

現代では、好むと好まざるとにかかわらず、食事からさまざまな有害物質を取り込んでしまうことがあります。水銀やカドミウム、ヒ素、鉛をはじめ、缶飲料や鍋や釜、食器などから溶け出したアルミニウムなど。髪の毛は、身体にとって有害なこれら⑥＿＿＿＿**類**を体外に排泄する働きももっています。

また、皮膚の⑦＿＿＿＿からも、汗とともにさまざまな物質が排泄されます。⑧＿＿＿＿**腺**からは、皮脂の油に混じって、⑨＿＿＿＿**性**の有害物質が排泄されています。皮膚からの排泄は、水分調節という意味でも注意が必要です。多量の発汗がある場合は、それだけ多くの水分や電解質が体内から失われるため、水分や塩分の補給が重要になります。

問題8　酸塩基平衡とその異常

次の文章の空欄に、適切な語句を語句群から選び、記入しなさい。
また［　　］内の語句の正しいほうを選びなさい。
［語句群］　ろ過　再吸収　分泌　アンモニア　尿素　尿酸

細胞内の代謝を正常に維持するために、体液のpHは7.4±0.05（7.35～7.45）という非常に狭い範囲に保たれなければなりません。pHは水素イオン（H^+）濃度で規定されており、これが増えると酸性に、言い換えるとpHが小さくなります。一方、これが減るとアルカリ性に、pHは大きくなります。

pHが正常範囲を逸脱して、より酸性に、あるいはよりアルカリ性に行かないように、酸と塩基（アルカリとほぼ同じ意味）のバランスが呼吸器と腎臓によって調節さえており、これを**酸塩基平衡**といいます。

体液のpHを変化させる状態は2つあります。一つは酸性（acid）の方向に傾ける作用がある状態を**アシドーシス**、もう1つは反対方向のアルカリ性に傾ける作用がある状態を**アルカローシス**とよんでいます。そして、実際に血液のpHを測定した結果、pHが7.35以下の場合は**アシデミア**（酸血症）、7.45以上の場合は**アルカレミア**（アルカリ血症）と診断されます。

アシデミアの原因の1つとして、呼吸器の機能が不十分で、血液中の二酸化炭素が［① **増える**　**減る**］呼吸性アシドーシスがあります。たとえば、グルコース1分子が酸化されると6分子の二酸化炭素ができます。二酸化炭素は水に溶けると、炭酸（H_2CO_3）になり、さらに水素イオン（H^+）と重炭酸イオン（HCO_3^-）に解離します。

$$CO_2 + H_2O \Leftrightarrow H_2CO_3 \Leftrightarrow H^+ + HCO_3^-$$

二酸化炭素が増えると、それを減らすために反応は右に進み、水素イオンが［② **増える**　**減る**］ので、血液は酸性に傾くアシドーシスですが、呼吸が原因なので、とくに**呼吸性アシドーシス**といいます。

二酸化炭素以外にも、③＿＿＿＿、乳酸、ケトン体などの代謝産物は水に溶けると水素イオンを発生させる酸性物質ですが、腎臓がこれを④＿＿＿＿してくれます。また、重炭酸イオンがあれば、水素イオンと結合させ炭酸にし、さらに二酸化炭素にすれば呼気中に捨てることができます。この水素イオンを処理する重炭酸イオンを⑤＿＿＿＿することも腎臓の重要な機能です。したがって、腎機能が障害され、重炭酸イオンが［⑥ **増える**　**減る**］アシドーシスもアシデミアの原因となります。これは呼吸が原因ではないので、**代謝性アシドーシス**といい、呼吸性アシドーシスと区別しています。下痢も重炭酸イオンを含む腸液が過剰に排出されアシデミアを起こす代謝性アシドーシスです。

一方、精神的な不安などで過呼吸になることがあります。過呼吸により血液中の二酸化炭素濃度が［⑦ **増える**　**減る**］ので、**呼吸性アルカローシス**によるアルカレミアです。嘔吐では水素イオンを含む胃液が過剰に喪失され、

表 4-1　酸塩基平衡の異常と代謝反応

pH	診断	血液中の値	原因	代償	換気
7.35以下	アシデミア	HCO_3^-↓	代謝性アシドーシス	CO_2↓	↑（代償）
		CO_2↑	呼吸性アシドーシス	HCO_3^-↑	↓（原因）
7.45以上	アルカレミア	HCO_3^-↑	代謝性アルカローシス	CO_2↑	↑（代償）
		CO_2↓	呼吸性アルカローシス	HCO_3^-↓	↓（原因）

相対的に重炭酸イオンが［⑧　**増える**　　**減る**　］**代謝性アルカローシス**によるアルカレミアです。

pHは、酸の二酸化炭素と塩基（アルカリ）の重炭酸イオンのバランスで決まることがわかります。

$$pH \propto \frac{HCO_3^-}{CO_2}$$

←腎臓での再吸収量により調節（分子 HCO_3^-）
←肺からの呼出量による調節（分母 CO_2）

「∝」は比例する、を意味する記号です。分子が小さくなるか分母が大きくなるとpHは小さくなり酸性に、逆に分子が大きくなるか分母が小さくなるとpHは大きくなりアルカリ性になります。

まず、pHの値から、アシデミアかアルカレミアかを判断し、次にHCO_3^-とCO_2の値から原因が呼吸性なのか、代謝性なのかを判断します。さらに、変化したpHを元に戻そうとする代償反応も起こります。それは、分母と分子の比率を戻せばいいので、分母が増えてpHが下がったら、分子を増やすのです。たとえば、CO_2の増加による呼吸性アシドーシスでは腎で分子のHCO_3^-を増やす反応が起こります。

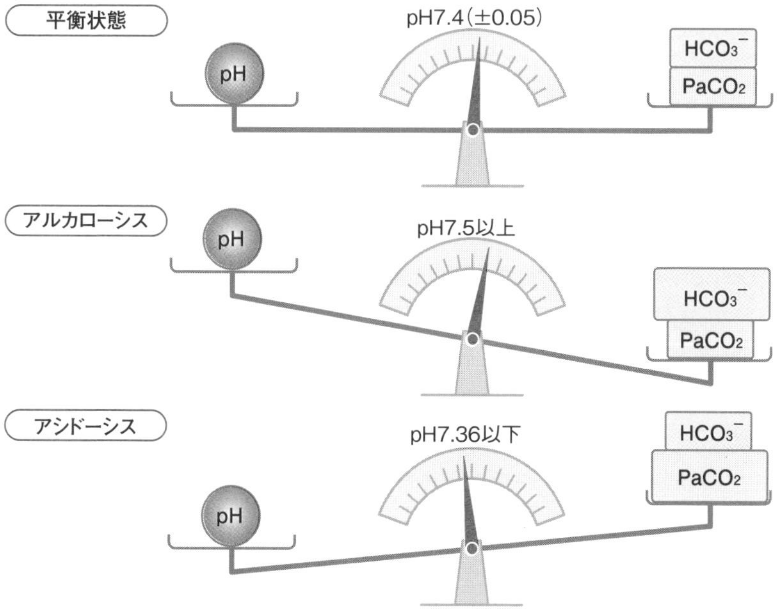

図 4-6　アシドーシスとアルカローシス

代謝によって体液は酸性に傾くが、呼吸と腎臓の働きにより、絶えずアルカリ性に戻すように調整している。この酸塩基平衡のバランスが崩れ、体液が酸性に傾いた状態をアシドーシス、アルカリ性に傾いた状態をアルカローシスという

問題9 腎機能障害

次の文章の空欄に、適切な語句を語句群から選び、記入しなさい。
[語句群] アシドーシス　アルカローシス　高カリウム　高ナトリウム　心室細動　心室期外収縮　水分　油分　電解質　尿　尿毒症　尿崩症　肺うっ血

腎機能障害は、生命に重大な危機をもたらします。腎臓が①＿＿＿＿＿を生成できないと、余分な②＿＿＿＿＿、酸、カリウムなどの③＿＿＿＿＿、アンモニウムなどの有害物質が次々と体内にたまってしまうからです。

こうした状態がもたらす重大疾患は④＿＿＿＿＿です。発症した場合、人工透析などの人為的な手段でゴミ処理を助けるしかありません。

また、水分が体内に貯留し、それが肺に貯留すると⑤＿＿＿＿＿や**肺水腫**に、酸の排泄が低下すると⑥＿＿＿＿＿に、カリウムの排泄が低下すると、⑦＿＿＿＿＿**血症**になります。血液中のカリウム濃度が高くなりすぎると、心室筋が興奮しすぎて⑧＿＿＿＿＿をきたすことがあります。高カリウム血症は頓死（あっけなく急死してしまうこと）の可能性を伴うきわめて危険な状態であり、治療によってすみやかに、カリウム値を下げなけ　ればなりません。

Chapter 4 捨てる　○× 確認問題

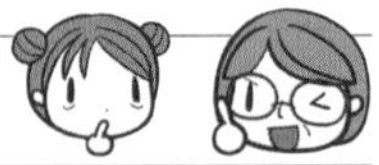

「捨てる」に関する記述です。正しいものには○を、間違っているものには×をつけなさい。

(　　　) ①腎臓は、後腹膜臓器（器官）とよばれる。
(　　　) ②腎臓は左右一対の臓器で、肝臓があるため、右の腎臓は左よりもやや高い位置にある。
(　　　) ③ネフロンは、糸球体と尿細管から構成される。
(　　　) ④糸球体は腎動脈から枝分かれした毛細血管の塊で、ボーマン嚢が取り囲んでいる。
(　　　) ⑤腎小体は、糸球体とボーマン嚢、血管極、尿管極から構成される。
(　　　) ⑥輸出細動脈は尿細管の周囲で毛細血管網をつくり、腎臓から出ると上大静脈に注ぐ。
(　　　) ⑦糸球体でろ過されるのは水分、グルコース、アミノ酸、電解質である。
(　　　) ⑧糸球体の１日のろ過量の95%が再吸収され、残りが尿として排泄される。
(　　　) ⑨肝臓は、体内に入ってきた不溶性の物質を水溶性に変えて無毒化させる。
(　　　) ⑩髪の毛は、身体に入った重金属類を体外に排出する働きがある。
(　　　) ⑪皮脂腺からは、皮脂の油に混じって油溶性の有害物資が排出される。
(　　　) ⑫身体が正常に機能するためには、体液のpHは7.5±0.5に保たれる。
(　　　) ⑬呼吸器疾患で引き起される異常は呼吸性アシドーシスである。
(　　　) ⑭下痢は代謝性アルカローシスをきたす。

Chapter

5 調整する

問題1 活動の基本——ホメオスタシス

次の文章の空欄に、適切な語句を語句群から選び、記入しなさい。
［語句群（複数回の使用可）］ 外液　内液　恒常性　流動性　正　負

身体を構成する約37兆個の細胞の一つひとつを取り巻く環境を**内部環境**とよび、空気、気温、湿度、光、音など身体を取り巻く環境を**外部環境**とよびます。

外部環境が大きく変化しても、身体が内部環境をある範囲内で維持する仕組みを①**生体の**＿＿＿＿＿＿の維持（**ホメオスタシス**）といいます。

ヒトは環境温が大きく変化しても、体温は36℃前後に維持されています。しかし、常に36℃に維持されているのではなく、外気温によって変化します。夏になれば体温も上昇します。しかし、皮膚血管を［② **拡張**　**収縮** ］させ体熱を放散するとともに、発汗による気化熱で体温を下げます。

一方、冬になれば体温も多少は下がりますが、体熱の放散を抑えるために皮膚血管は［③ **拡張**　**収縮** ］し、ふるえという筋肉運動で熱を産生します。

このように、ある変化に対してブレーキを働かせる仕組みを④＿＿＿＿のフィードバックといい、逆にアクセルを働かせる仕組みを⑤＿＿＿＿のフィードバックといいます。フィードバックの語源はフィード（餌）をバック（返す）ということで、出力の一部が入力側に戻り、出力を増減させることです。出力を弱めるブレーキなら⑥＿＿＿＿、強めるなら⑦＿＿＿＿のフィードバックになります。ですから、ホメオスタシスは⑧＿＿＿＿のフィードバックによって維持されています。

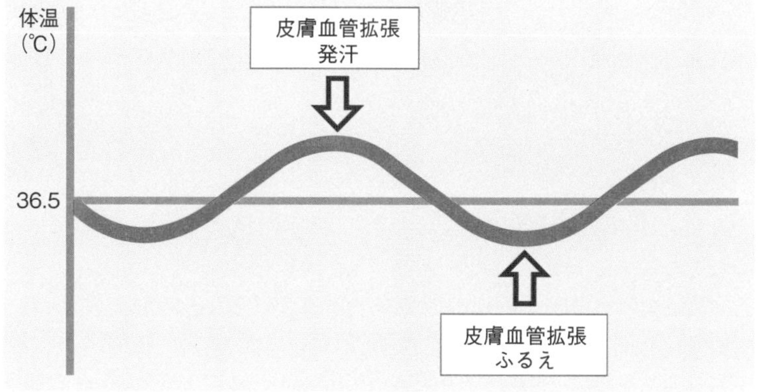

図5-1　負のフィードバックによる体温調節

問題2 受容器と効果器を結ぶ神経ネットワーク

心臓の内腔の図の空欄に、適切な語句を語句群から選び、記入しなさい。
［語句群（複数回の使用可）］ 遠心 求心 効果器 交感 受容器 自律 体性 中枢 副交感 末梢

私たちの身体は、常に外部環境の変化にさらされています。気候や気温の変化はもちろん、食べ物が入って来ることさえ、環境変化の１つです。そうした変化があまりに大きいと、生体はそれに対応しきれず、さまざまな部分に異常をきたします。

体内の環境を一定に保つには、変化をキャッチする仕組みとそれに対応して反応する仕組みが必要で、前者を①＿＿＿＿＿＿、後者を②＿＿＿＿＿＿とよび、この２つをつなぐ通信ネットワークが**神経系の役目**です。

神経系は、その分布や役割に応じて分類されます。受容器が受け取った刺激を情報処理し、どうのような対応をしたらよいのかを判断したうえで、指令を出すのが、脳や脊髄などの③＿＿＿＿**神経**です。これに対し、中枢に情報を送ったり、中枢の下した指令を効果器に送ったりする神経ネットワークは、④＿＿＿＿**神経**です。この神経は、情報が流れる方向に着目し、中枢に情報を入れる（入力）経路を⑤＿＿＿＿**性神経**、中枢の指令を効果器に送る（出力）経路を⑥＿＿＿＿**性神経**に分けられます。

また、情報を受け取る効果器の違いによって、次の２つに分けられます。１つは、骨格筋の運動に関連している⑦＿＿＿＿**神経**（運動神経ともよばれる）で、もう１つはおもに内臓の平滑筋を動かしている⑧＿＿＿＿**神経**です。

受容器の側からみると、⑦**神経**はおもに**外部の刺激**に反応する神経で、⑧**神経**はおもに**内部の刺激**に反応する神経と考えることができます。

自律神経には、背骨（脊椎）から均等に出ている⑨＿＿＿＿神経と、首（頸椎）・仙骨から出ている⑩＿＿＿＿神経の２種類があります

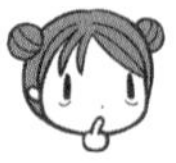

どうして、２つもあるんだろう？

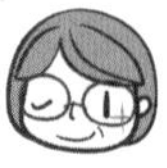

それは、この２つが全く正反対の作用をもっているから。⑪＿＿＿＿神経は闘うための神経、⑫＿＿＿＿神経は、休むための神経なんて、いわれています

問題3 交感神経と副交感神経

［　　］内の語句の正しいほうを選びなさい。

自律神経は、おもに内臓の働きを不随意に調節しています。

交感神経は、内臓の働きを身体活動に適した状態にしたり、心身にストレスが加わったときに対処できる状態にします。たとえば、サッカーの試合に出ていると仮定します。ボールがよく見えるように散瞳し、多くの酸素が取り込めるように気管支を広げます。筋肉に酸素が十分流れるように、皮膚や内臓に流れる血液を筋肉に流れるようにし、また心拍数と血圧を増やします。試合中は食べないので消化器の働きは抑えられますが、食べなくても血糖が下がらないように肝臓のグリコーゲンを分解させます。そして、膀胱を緩め尿が溜められるようにし、かつ出口の括約筋を収縮してトイレに行かなくてもすむようにします。これは、患者の病状が悪化し、血圧が下がり、呼吸が苦しくなり、食事が摂れなくなったときにも働きます。

逆に副交感神経　は次の活動に備え、身体を休ませ栄養補給をします。心拍数を減らす一方、消化器の働きを高めて、肝臓にグリコーゲンを貯蔵します。

表5-1 自律神経系の主な機能

支配器官	交感神経系	副交感神経
眼　瞳孔散大筋	収縮→［① 縮瞳　散瞳］	ー
瞳孔括約筋	ー	収縮→［② 縮瞳　散瞳］
循環器　心臓	心拍数・収縮力［③ 増加　減少］	心拍数・収縮力［④ 増加　減少］
血管［脳・心臓以外］	［⑤ 拡張　収縮］	ー
皮膚血管	［⑥ 拡張　収縮］	ー
骨格筋血管	［⑦ 拡張　収縮］	ー
呼吸器　気管支筋	［⑧ 弛緩　収縮］→気管支拡張	［⑨ 弛緩　収縮］→気管支縮小
消化器　消化管	運動［⑩ 促進　抑制］	運動［⑪ 促進　抑制］
消化腺	分泌［⑫ 促進　抑制］	分泌［⑬ 促進　抑制］
肝臓	グリコーゲン［⑭ 合成　分解］	グリコーゲン［⑮ 合成　分解］
泌尿器　膀胱排尿筋	弛緩 ｝→排尿［⑯ 促進　抑制］	収縮 ｝→排尿［⑰ 促進　抑制］
尿道括約筋	収縮	弛緩
副腎髄質	カテコールアミンの分泌	ー
汗腺	発汗の増加	ー
立毛筋	収縮	ー

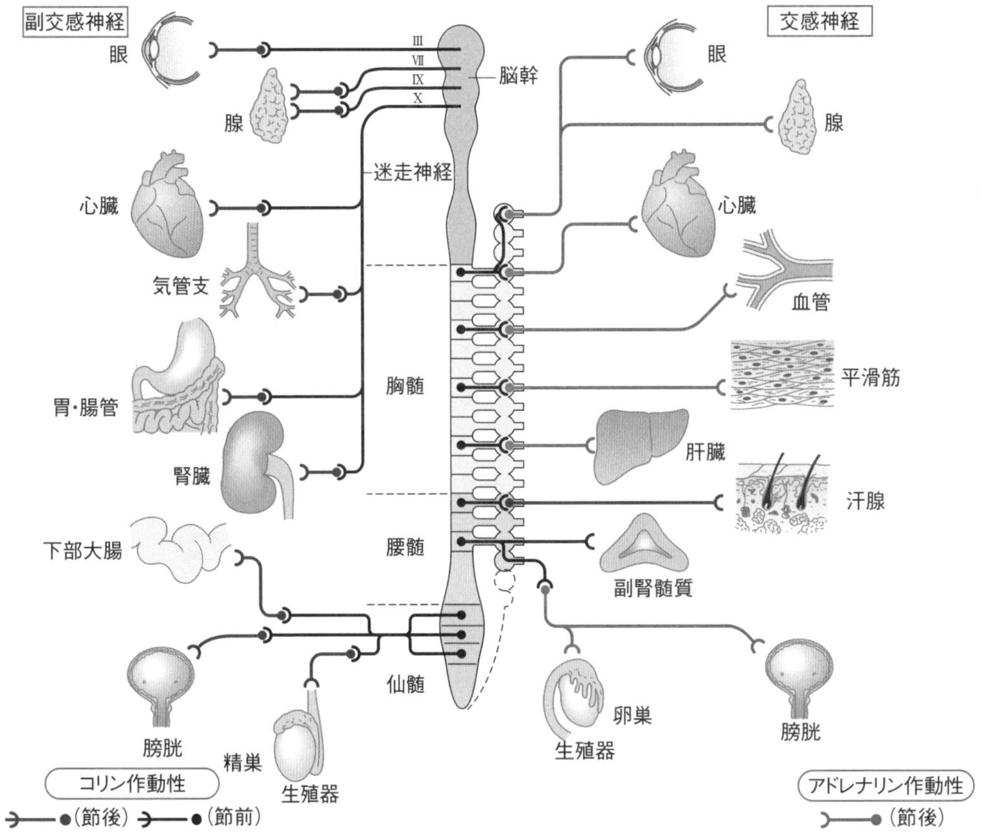

図 5-2　交感神経（右）と副交感神経（左）

交感神経と副交感神経はいつも、どちらか一方のスイッチが入っているのではなく、常に両方ともスイッチは入りっぱなし。状況によって、それぞれのボリュームが上がったり下がったりすると考えればいいのです。ちなみに、片方のボリュームが上がることを、「優位になる」といいます。

心拍数は交感神経と副交感神経のボリュームにより決まります。たとえば、**表 5-2**の①のように交感神経と副交感神経のボリュームが５で心拍数が70（回/分）とします。交感神経のボリュームを上げるか（②）、あるいは交感神経のボリュームはそのままで副交感神経のボリュームを下げると（③）、交感神経優位になるので心拍数は増えます。さらに交感神経のボリュームを上げ、同時に副交感神経のボリュームを下げると、心拍数はさらに上がります（④）。

気管支喘息の治療で交感神経刺激薬と副交感神経遮断薬を投与するのも効果的に気管支を広げるためです。

表 5-2　心拍数にみる交感神経と副交感神経の関係

	交感神経のボリューム	心拍数（回/分）	副交感神経のボリューム
①	5	70	5
②	7	90	5
③	5	90	3
④	7	110	3

問題4 インパルスは神経系共通の言語

次の文章の空欄に、適切な語句を語句群から選び、記入しなさい。
[語句群（複数回の使用可）]　活動電位　静止電位　拡散　浸透　ろ過　電気
カリウム　ナトリウム　内　外　流入　流出　分極　再分極　脱分極

神経系における情報は、①＿＿＿＿信号（インパルス）によって伝わっていきます。これは、身体のなかにあるどの神経細胞でも、基本的には同じです。皮膚に侵害刺激が加わると、そこにある感覚神経細胞が興奮し、インパルスを発生し、脳まで伝わると痛みとして感じます。脳の神経細胞が興奮し、インパルスが発生すると、骨格筋まで伝わりそれを動かします。このように、インパルスは神経系に共通する**体内言語**なのです。

それでは、インパルスが発生する仕組みを説明します。

神経細胞にかぎらず、すべての細胞の細胞内液は外液とは違う、生命活動に適したイオン組成に維持されています。それは、細胞膜がリン脂質でできており、電気を帯びたイオンは自由に出たり入ったりできないからです。とくに重要な違いは、②＿＿＿＿＿＿**イオン**は細胞外液に多く、細胞内液には少なく存在し、逆に③＿＿＿＿＿＿**イオン**は細胞内液に多く、細胞外液に少なく存在している点です。また、リン脂質の細胞膜にはチャネルというタンパク質が埋め込まれています。これは選択的にイオンを通過させるゲート（門）のようなものです。ゲートが開けば、細胞内外で濃度差があるイオンはこのチャネルを通って多いほうから少ないほうへと④＿＿＿＿していきます。

細胞に刺激が加わっていないとき、言い換えると興奮していないとき、ナトリウムチャネルのほとんどのゲートは閉じていますが、カリウムチャネルには開いているゲートがあります。これを漏洩チャネルといいます。したがって、陽イオンであるカリウムイオンが**細胞**⑤＿＿＿＿から**細胞**⑥＿＿＿＿へ⑦＿＿＿＿し、細胞は細胞膜を挟んで内側が外側より低い電位になっています。このように興奮していない細胞は、細胞膜を境にして、電気的に内側がマイナス、外側がプラスの極に分かれているので、この状態を⑧＿＿＿＿といい、この電位を⑨＿＿＿＿＿＿といいます。

神経細胞と筋肉細胞は他の細胞と比べ興奮しやすく、物理的な力とか光、音など何かしらの刺激が加わるとナトリウムチャネルのゲートが開きます。細胞外液に多いナトリウムイオンは細胞内に拡散し、細胞内の電位は0に向かうので⑧の状態から脱するので⑩＿＿＿＿＿といいます。ただ、刺激が小さければすぐに元のマイナスのレベルに戻りますが、ある一定以上の刺激により大量のナトリウムイオンが流入し、細胞内の電位が0を超えてプラスに逆転します。この状態を**オーバーシュート**といい、ここまできて、初めて興奮した状態となります。すぐにナトリウムチャネルのゲートは閉まり始め、今度はカリウムチャネルのゲートが開いてカリウムイオンが細胞外に流出していきます。細胞内の電位は元のマイナスの状態、つまり⑧の状態に戻っていきます。この過程を⑪__________といいます。この一連の電位の変化を⑫__________といい、数ミリ秒の出来事でまさに衝撃的なのでインパするといいます。また、オーバーシュートの部分がトゲのようにみえるのでスパイクともいいます。

インパルスの発生により移動したイオンは細胞膜に埋め込まれているポンプというタンパク質によって、ナトリウムイオンは細胞外へ、カリウムイオンは細胞内へ、輸送されることで、イオン組成を元に戻してくれます。

オーバーシュートさせるのに必要な最小限の刺激の強さを**閾値**といいます。これ以下の刺激で脱分極してもオーバーシュートしなければ興奮したことにならないし、これ以上の強い刺激でもオーバーシュートの高さは変わりません。要するに興奮しない＝0、興奮する（インパルス）＝1というデジタル信号になっていて、これを**全か無かの法則**といいます。そして、刺激が大きさは単位時間あたりに発生するインパルス＝1の数（頻度）で伝えられます。

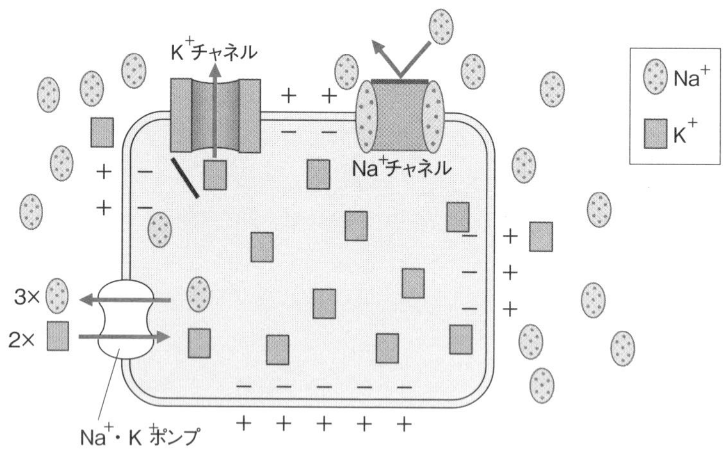

図 5-3　静止状態の神経細胞

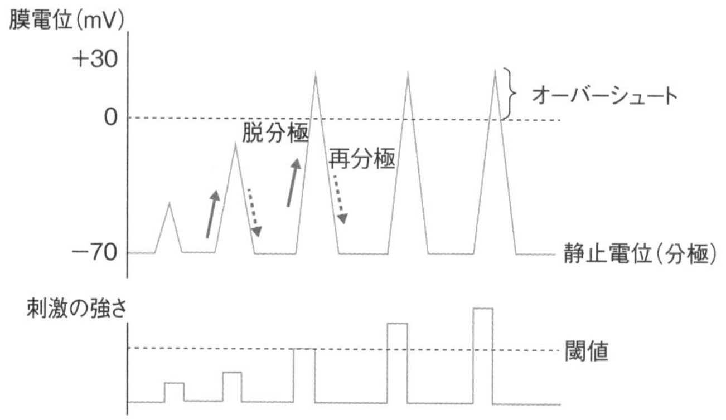

図 5-4　全か無かの法則

問題5 インパルスは普通電車か快速電車かで伝わる

次の文章の空欄に、適切な語句を語句群から選び、記入しなさい。
また［　　］内の語句の正しいほうを選びなさい。
［語句群］ 1　10　100　軸索　有髄　無髄　細胞体　飛躍　跳躍

神経細胞は核やミトコンドリアなどがある生活拠点を①＿＿＿＿＿＿、そこから細胞質が飴細工のように細く伸びた部分を②＿＿＿＿＿あるいは神経線維といいます。神経細胞のなかで発生したインパルスは軸索のなかを伝わります。細胞膜を挟んでプラスとマイナスの電位の逆転している部位は順次隣の細胞膜の電位を逆転させることで、インパルスが伝わっていきます。

この軸索のなかをインパルスが伝っていく途中で、外に漏電して隣の軸索にショートしないように、**シュワン細胞***という神経細胞を支える支持細胞が数本の軸索を隙間なく包み込んでいます。電気を流す銅線のまわりを包む絶縁ビニルのようになっていて、次に説明する髄鞘を形成していないので、③＿＿＿＿＿**線維**といいます。

一方、1本の軸索に、シュワン細胞が細胞質を薄く伸ばしてバームクーヘンのように幾重にも巻きつく髄鞘を形成することがあります。髄鞘で包まれている線維を④＿＿＿＿＿**線維**といい、髄鞘同士の間には**ランビエの絞輪**とよばれる隙間があります。髄鞘はほとんどがリン脂質でできた細胞膜の層なので電気を通しにくく、インパルスはランビエの絞輪を飛び跳ねるように伝わっていきます。この伝導方法を⑤＿＿＿＿＿**伝導**といいます。無髄線維の伝導を各駅停車の普通電車に例えると、⑤**伝導**はまさに快速電車のようなもので、伝導速度を［⑥ **遅く**　**速く** ］してくれます。

痛みを伝える感覚神経線維は③**線維**で、伝導速度は⑦＿＿＿＿＿**m/秒**くらいですが、骨格筋に運動指令を伝える運動神経線維は④**線維**で、伝導速度は⑧＿＿＿＿＿**m/秒**くらいです。時速に換算すると360 km/時になりますから、新幹線より速いことになります。

*末梢神経系ではシュワン細胞ですが、中枢神経系では希突起膠細胞が髄鞘をつくります。

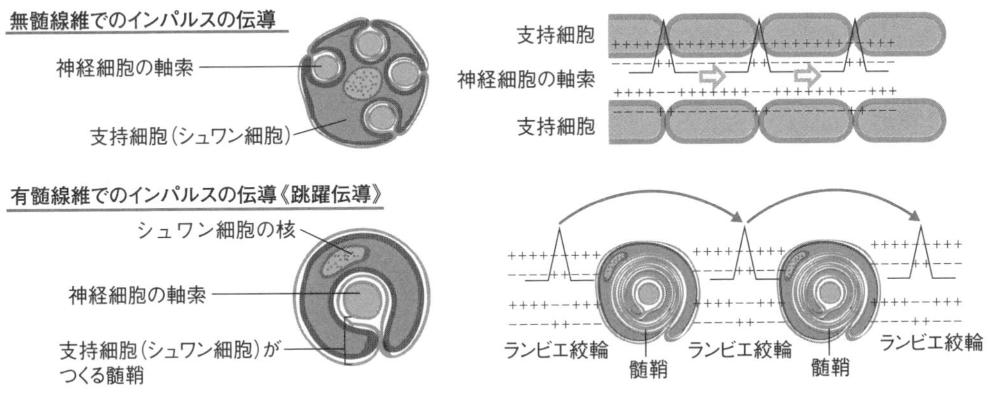

図 5-5　インパルスの伝導

問題6 インパルスのバトンタッチ：シナプス

次の文章の空欄に、適切な語句を語句群から選び、記入しなさい。
［語句群（複数回の使用可）］ 抑制 促進 小胞 間隙 伝達 伝導 前 後
神経伝達物質 両 一 受容体 ホルモン

神経細胞の細胞体から長く伸びる神経線維のなかをインパルスが伝わることで、離れたところに情報が伝わりますが、画鋲を踏んだ足の指の痛み情報を、1つの神経細胞が脳まで伝えるほど長くはありません。神経線維は長くでも1mくらいですから、途中で神経細胞どうしがインパルスをバトンタッチします。また、脳からの運動指令を骨格筋に伝えるときには、神経細胞のインパルスは筋肉細胞へバトンタッチされます。

このように細胞どうしでインパルスがバトンタッチされる部位を**シナプス**といいます。1つの神経細胞の神経線維のなかをインパルスが伝わることを①＿＿＿＿といい、シナプスを介してインパルスが伝わることを②＿＿＿＿といいます。脳のなかでも、多くの神経細胞どうしがシナプスをつくり、より複雑な神経回路をつくり、情報交換しています。

リレーでは走者の手と手が直接触れることなく、バトンタッチすることで走者が変わります。シナプスでも細胞どうしにシナプス③＿＿＿＿という隙間があるにもかかわらず、インパルスはシナプス④＿＿＿＿**細胞**からシナプス⑤＿＿＿＿**細胞**へ受け渡されます。インパルスが**シナプス④細胞**の終末部まで到達すると、⑥＿＿＿＿＿＿＿＿という化学物質を貯蔵した**シナプス**⑦＿＿＿＿がシナプス前膜と結合し、⑥がシナプス間隙に放出されます。

放出された⑥の一部は分解されたり、シナプス前細胞の終末部に再び取り込まれてリサイクルされたりします。シナプス後膜にある⑧＿＿＿＿と結合した⑥は、そこにあるイオンチャネルの透過性を変化させることで、シナプス後細胞にインパスルを発生させます。このように、電気信号がシナプスでは化学物質によるバトンタッチで、再び、電気信号へと変換されます。

リレーで走者の順番が決まっているように、シナプスでのインパルスの伝達は前細胞から後細胞へと⑨＿＿＿＿**方向**です。ただ、神経伝達物質の種類によっては、シナプス後細胞に脱分極を促して興奮を⑩＿＿＿＿しやすくしたり、逆により強く分極させることで興奮を⑪＿＿＿＿するものがあります。これらによって、情報交換をコントロールしています。

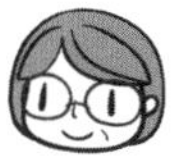

神経系の情報は、電気信号→神経伝達物質→電気信号というように、電流というデジタルな信号を化学物質というアナログな信号に置き換えることによって、必要な情報が必要な細胞へと流れていく仕組みになっているの

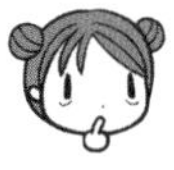

神経伝達物質を渡す細胞と、受け取る細胞はあらかじめ決まっているんですか？

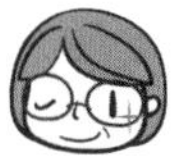

いいところに気がついたわね。神経の情報伝達は、電話と同じように、かけた相手にしか通じません。しかも、流れは完全に一方向よ

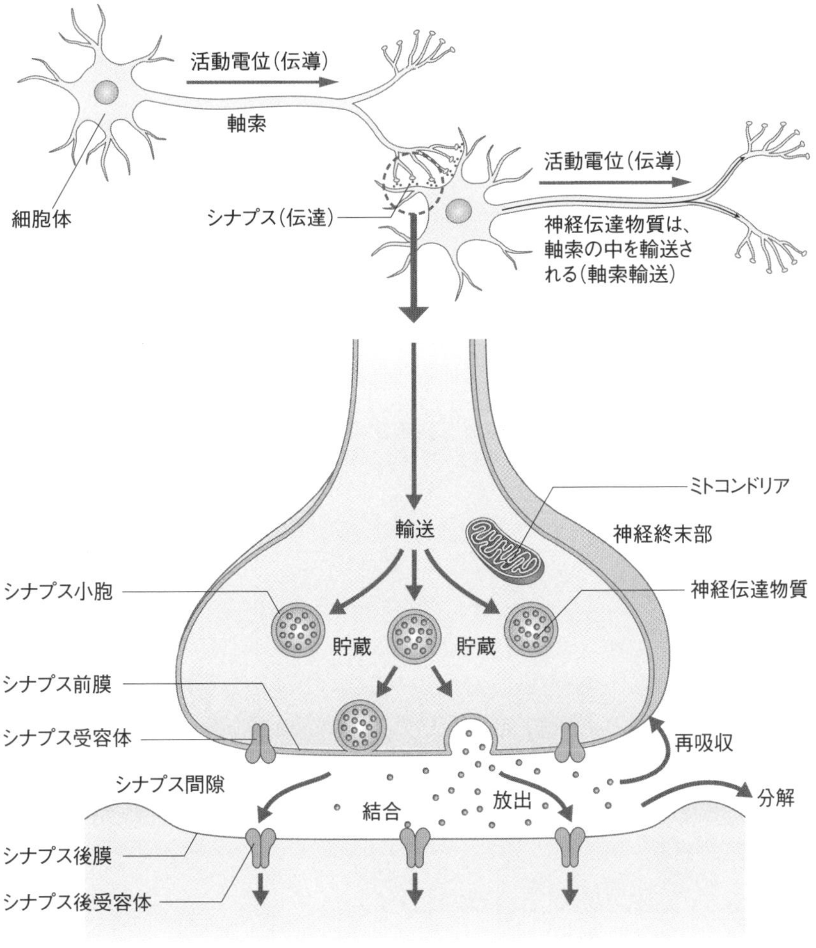

図 5-6　シナプス

問題 7　長時間、持続的に働くホルモン

次の文章の空欄に、適切な語句を語句群から選び、記入しなさい。
［語句群（複数回の使用可）］　汗腺　血液　受容体　唾液腺　導管　分泌腺　ホルモン　神経伝達物質

スピードを持ち味とする神経系の情報伝達ですが、それにはある重大な弱点があります。神経細胞が蓄えておく神経伝達物質は放出されると大部分はすぐに分解されるため、長時間、情報を流し続けることはできないのです。

こうした弱点を補うのが内分泌系で、身体のあちこちに分散しています。内分泌系の器官から分泌される物質は①＿＿＿＿＿＿とよばれ、神経ほど迅速ではありませんが、持続的に効果を発揮することができます。

内分泌とは身体の内側、つまり②＿＿＿＿＿に向かって放出され、血管の中を赤血球や白血球と同じように②によって運ばれ、特定の細胞まで運ばれていきます。

特定の細胞には、それに呼応した特定の①だけに結合する③＿＿＿＿＿＿があり、そこに結合することではじめて作用する仕組みになっています。神経よりも広い範囲に一度に信号を送ることができるのも特徴です。

内分泌は、細胞から血流に向かって放出される、という意味です。これに対し、外分泌とは化学伝達物質が生体の「外」に放出されること。これにかかわるのは、④＿＿＿＿＿＿、⑤＿＿＿＿＿＿、涙腺などの⑥＿＿＿＿＿＿です。外分泌腺には⑦＿＿＿＿＿＿があり、腺細胞でつくられた外分泌物は⑦を経て身体の外面や消化器などの体腔内に放出されます。皮膚や消化管は体外と通じているのに対して、血管は体内で閉じた系なので、「内」というわけです。

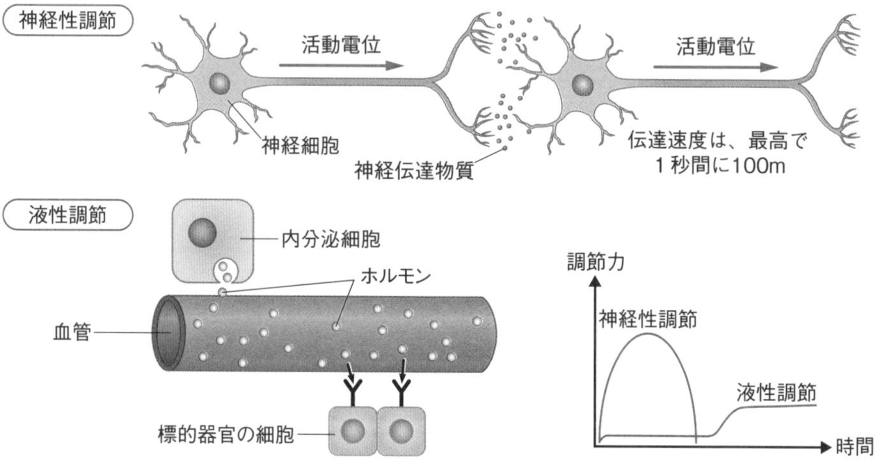

図 5-7　神経性調節と液性調節

問題8 ホルモンは標的細胞を刺激する

次の文章の空欄に、適切な語句を語句群から選び、記入しなさい。
［語句群（複数回の使用可）］ 遺伝子 核 血液 細胞膜 受容体 脂溶 水溶 臓器 標的器官

インパルスは神経細胞の軸索が伸ばした細胞にだけに伝わるので、神経情報は特定の臓器だけに伝わります。一方、ホルモンは①＿＿＿＿に乗って全身を循環するため、すべての細胞がホルモンと接触できます。しかし、ホルモンが作用するのは、ある特定の②＿＿＿＿・器官（細胞）だけです。

ホルモンが作用するためには、細胞に仕組まれた“鍵”を開けなければなりません。この鍵穴にあたるのが③＿＿＿＿で、その形は細胞によって微妙に違っています。それぞれの④＿＿＿＿にぴったり合う鍵（ホルモン）でなければ、細胞の扉は開かないのです。

血流によって運ばれたホルモンが⑤＿＿＿＿（**標的細胞＝受容体をもつ細胞**）に到達すると、鍵が鍵穴に入るようにホルモンは受容体と結合します。これが「刺激」となり、標的となる器官に特定の作用を引き起こします。

さらに便利なのは、器官によってホルモンが作用する強さや時間も変えられるのです。ある器官はすごく微量なホルモンでも反応しますが、別の器官はかなりの量がないと反応しなかったりします。

⑥＿＿＿＿**性**のホルモンは、細胞の表面、つまり⑦＿＿＿＿にある受容体と結合し、その結果、環状AMPがつくられ、この働きによって細胞内の酵素が活性化されて、特定の反応が起こるしかけになっています。

一方、⑧＿＿＿＿**性**のステロイドホルモンは、リン脂質でできた細胞膜を通り、⑨＿＿＿＿**内**にある受容体と結合します。その結合体によって⑩＿＿＿＿が活性化され、特定のタンパク質（酵素）が生成されます。

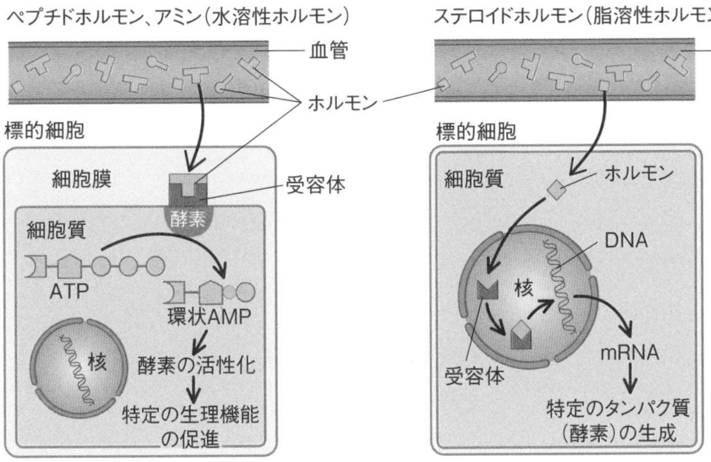

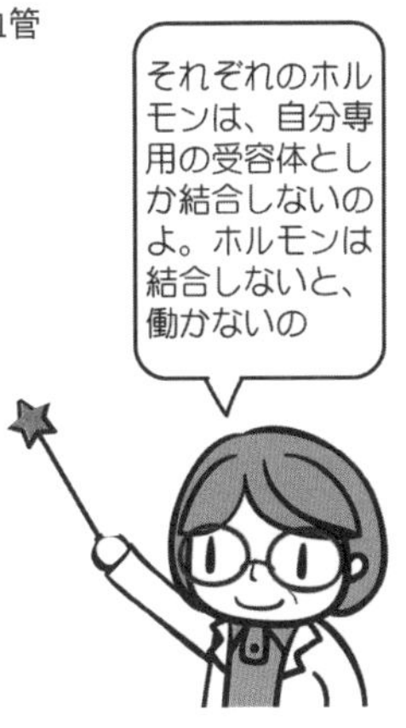

図 5-8 水溶性ホルモンと脂溶性ホルモン

問題 9　2つの原料からつくられる3種類のホルモン

次の文章の空欄に、適切な語句を語句群から選び、記入しなさい。
［語句群（複数回の使用可）］　アミノ酸　インスリン　甲状腺　コレステロール　成長　ステロイド　テストステロン　副腎髄質　副腎皮質　ペプチド

ホルモンには水に溶けるものと、溶けないものがあります。また、構造からみて、ホルモンの種類は大きく3つに分けられます。

最も多いのは、①＿＿＿＿＿＿＿＿**ホルモン**です。材料は、タンパク質のもとになる②＿＿＿＿＿＿＿＿で、それが数個から100個以上結合してつくられます。膵臓のランゲルハンス島から分泌される③＿＿＿＿＿＿＿＿や下垂体前葉から分泌される④＿＿＿＿＿＿＿＿**ホルモン**（GH）などがあります。これらはリン脂質でできた細胞膜を通ることはできません。

脂質の一種である⑤＿＿＿＿＿＿＿＿からは、⑥＿＿＿＿＿＿＿＿**ホルモン**がつくられます。副腎から分泌される⑦＿＿＿＿＿＿＿＿**ホルモン**があり、それを化学的に合成したものは、膠原病やアレルギーなど免疫疾患、気管支喘息、湿疹などの治療にも使われます。

また、睾丸から分泌される⑧＿＿＿＿＿＿＿＿（男性ホルモン）や血液中のカルシウム量や骨の量を調節するビタミンDもこの仲間です。

⑨＿＿＿＿＿＿＿＿からは、**アミン**とよばれるホルモン群がつくられます。アミノ酸のチロシンが2個くっつき、それにヨードが3個または4個つくと、⑩＿＿＿＿＿＿＿＿**ホルモン**になります。⑪＿＿＿＿＿＿＿＿**ホルモン**もアミンの仲間で、**アドレナリン**、**ノルアドレナリン**という名前がついています。ノルアドレナリンは、神経系で放出される物質ですが、副腎から分泌されるホルモンでもあります。

表 5-2　ホルモンの種類

種類	材料	化学性質	細胞膜通過性	受容体の場所	ホルモン
ペプチドホルモン	アミノ酸	水溶性	なし	細胞膜	インスリン、グルカゴン、成長ホルモン、オキシトシン、抗利尿ホルモン
アミノ酸系ホルモン	アミノ酸	水溶性	なし	細胞膜	副腎髄質ホルモン（アドレナリン、ノルアドレナリン）、甲状腺ホルモン
ステロイドホルモン	コレステロール	脂溶性	あり	細胞内	副腎皮質ホルモン、性腺ホルモン、ビタミンD

例外：甲状腺ホルモンはアミノ酸系であるが、脂溶性であるため、受容体は細胞内にある

問題10 ホルモンの世界は、完全なタテ社会

次の文章の空欄に、適切な語句を語句群から選び、記入しなさい。
[語句群（複数回の使用可）] 視床下部 下垂体 下垂体前葉 甲状腺 上位 下位 肝臓 膵臓 調節 フィードバック

ホルモンを分泌する内分泌細胞は①＿＿＿＿をはじめ、②＿＿＿＿や上皮小体、副腎、松果体、胸腺、③＿＿＿＿など、からだのあらゆる部分に散らばっています。身体の中では、1つのホルモンが独立して働いていることはまれです。多くは、複数のホルモンが協力して、連携しながら働いています。

④＿＿＿＿は「内分泌の支配人」ともよばれ、多くの内分泌腺は、ここから出される指令（ホルモン）によって、ホルモンの分泌量を増やしたり、または抑えたりしています。このように、他のホルモンの分泌を⑤＿＿＿＿するホルモンを、⑥＿＿＿＿**ホルモン**とよびます。

⑥ホルモンによる命令は、会社における社長命令のように絶対です。しかし、命令によってあまりに大量のホルモンが放出され、その血中濃度が上がると、今度はその情報が⑦＿＿＿＿されて、⑧＿＿＿＿**ホルモン**の放出が抑制されます。ホルモンによる⑨＿＿＿＿機能は、タテの関係がかなりしっかりした管理社会ですが、下からの⑩＿＿＿＿機能もちゃんと備わっているのです。

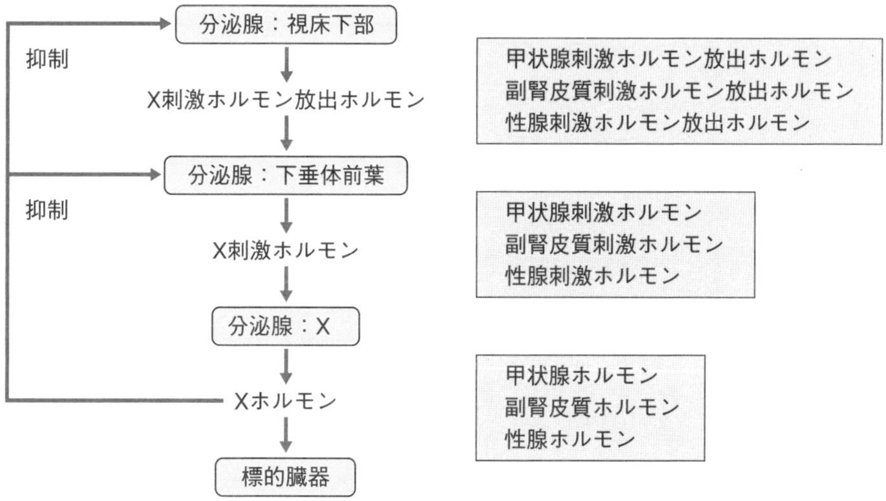

図 5-9 階層性支配と負のフィードバック（X：甲状腺、副腎皮質、性腺）

問題11 血糖値の調節

次の文章の空欄に、適切な語句を語句群から選び、記入しなさい。
[語句群（複数回の使用可）] アドレナリン　アミノ酸　インスリン　延髄　間脳　下垂体　肝臓　膵臓　グルカゴン　交感　副交感　視床下部　電解質　糖質　糖新生　副腎髄質　副腎皮質

神経系と内分泌系による調節が機能する代表例に、血糖値の調節があります。正常な場合、血糖値は80～100mg/dLに維持されています。血糖値がこの範囲を大きく下まわった場合、身体は緊急事態発生という赤信号を発し、神経系と内分泌系の２つのルートを使って、血糖値をなんとかもとの範囲に戻そうとします。

血糖値が異常に低下するとまず、①＿＿＿＿の②＿＿＿＿にある特定の中枢（血糖値の変化に反応する）が興奮し、その興奮が③＿＿＿＿**神経**と④＿＿＿＿に伝わります。③神経の興奮は⑤＿＿＿＿を刺激し、そこから⑥＿＿＿＿が分泌されます。⑥は蓄えられているグリコーゲンをグルコースに分解するよう⑦＿＿＿＿に働きかけ、血糖値の低下を抑えます。

ただし、これは応急処置のようなものなの。グリコーゲンの貯蔵量にはおのずと限界があり、持続的な効果は期待できません。神経系が「貯えた糖を放出しろ」と働きかける一方で、内分泌系は、「新たに糖をつくれ」という指令を出します。⑧＿＿＿＿から分泌される⑨＿＿＿＿**コルチコイド**は、脂肪やタンパク質を分解させ、⑩＿＿＿＿に働きかけて、分解産物である⑪＿＿＿＿やグリセロールをグルコースに作り替えるよう指示します。こうして糖を新たに作り出すことで、持続的な血糖補給が可能になるのです。

脂肪やタンパク質から糖を作り出すことを、⑫＿＿＿＿といいます。

血糖値が正常より低くなってしまった場合の反応はわかりましたが、血糖値が異常に高くなった場合は、どうやって調節するんでしょうか？

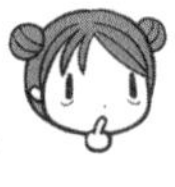

血糖値を下げるのは、膵臓のランゲルハンス島から分泌される⑬＿＿＿＿だけ。
このホルモンは、細胞による糖の取り込みを促進することで、血糖値が上がりすぎるのを防いでくれています

問題12 血圧の調節

次の文章の空欄に、適切な語句を語句群から選び、記入しなさい。
[語句群（複数回の使用可）]　アルドステロン　アンジオテンシノーゲン　延髄　間脳　頚動脈洞　細動脈　糸球体　水分　大動脈弓　抵抗　尿細管　副腎髄質　副腎皮質　レニン

交通事故に遭い、大量出血で血圧が急速に低下し、命の危険にさらされている患者さんがいる、と仮定しましょう。この場合、生体内ではまず、神経系ルートが血圧を上げようと働きます。

血圧の低下をキャッチする受容器は3つです。①＿＿＿＿＿＿＿＿は全身に血液を送る最初のポイントであり、②＿＿＿＿＿＿＿＿は脳に血液を送るポイント、そして腎臓は先にも説明したように、血圧とは切っても切れない関係にある臓器です。

①と②でキャッチされた「血圧低下」のSOSはまず、③＿＿＿＿＿へ送られ、交感神経を興奮させ、心臓の収縮力を高めて拍動を増やします。同時に、脳や心臓へ優先的に血液が流れるよう、手足など末端の血管を収縮させます。交感神経はさらに、④＿＿＿＿＿＿＿を刺激し、アドレナリンと少量のノルアドレナリンを分泌させます。これらの物質は、血管に作用して⑤＿＿＿＿＿＿を収縮させます。

しかし、これはあくまで緊急処置に過ぎません。持続的に血圧の低下を防ぐには、ホルモンによる指令が必要になってきます。ホルモンが働きかけるのは**腎臓**です。腎臓の受容器が血圧低下をキャッチするとまず、⑥＿＿＿＿＿＿の近くの細胞から⑦＿＿＿＿＿＿＿というタンパク**質分解酵素**が分泌されます。この分解酵素は、血液中に待機していた⑧＿＿＿＿＿＿＿＿＿＿という物質を**アンジオテンシンⅠ**に変化させます。アンジオテンシンⅠは、次に**アンジオテンシンⅡ**に変化し、それが末梢血管を収縮させます。アンジオテンシンⅡは同時に、⑨＿＿＿＿＿＿＿＿を刺激し、⑩＿＿＿＿＿＿＿＿＿の分泌も促します。アルドステロンは、腎臓における**ナトリウム**の再吸収を促すホルモンです。

血圧を上昇させるのに、どうしてナトリウムを再吸収する必要があるのか、と思うかも知れません。思い出してほしいのは、ナトリウムには水を引きつける力がある、ということです。ナトリウムを再吸収するということはすなわち、⑪＿＿＿＿を再吸収すること。つまり、血管を流れる血漿の量を増やすことにつながります。

血圧は血管の⑫＿＿＿＿と**血液の量**に比例します。したがって血液の量が増えれば、血圧も上がります。ナトリウムの再吸収を促すのは、血液量を増やすと同時に、血圧を維持するためにでもあります。

問題13　体液を調節する腎臓の働き

次の文章の空欄に、適切な語句を語句群から選び、記入しなさい。
[語句群（複数回の使用可）]　アルドステロン　下垂体後葉　下垂体前葉　糸球体　視床下部　血圧　浸透圧　糖質　電解質　尿細管　アドレナリン　バソプレシン　ホメオスタシス

排出器官としての印象が強い腎臓ですが、その機能の本質はむしろ、体液を調節することにあります。体液の量、組成、pH、浸透圧、すべてを一定に保つ①＿＿＿＿＿＿＿＿こそ、腎機能の本質なのです。

細胞にとっての環境は、細胞外液だとお話しました。腎臓はこの細胞外液の量と組成、とくに②＿＿＿＿＿＿を調節する大事な器官です。

細胞外液の量や電解質の濃度は、体内に張り巡らされたさまざまなセンサーでモニタリングされています。センサーからの情報をキャッチするのは脳の③＿＿＿＿＿＿＿＿です。

大量の汗をかいたにもかかわらず、長時間水分をとらなかったりすると、細胞外液の②濃度は急上昇し、血液の④＿＿＿＿＿＿も上がってしまいます。

脳の③がそれをキャッチすると、⑤＿＿＿＿＿＿＿＿＿へ**抗利尿ホルモン**（⑥＿＿＿＿＿＿＿：**ADH**）を分泌するよう、指令が出ます。抗利尿ホルモンは⑦＿＿＿＿＿＿に働き、水の再吸収を増やすホルモンですから、水分をなるべく体内に留め、尿を少なくする働きがあります。

浸透圧が過剰に低下した場合も流れは同じです。脳の視床下部がそれをキャッチし、今度は反対に、抗利尿ホルモンの分泌を抑えます。

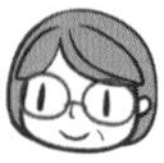
尿素の濃度が正常の10倍になったとしても、すぐに命にかかわるというわけではありません。むしろ、危険なのは電解質濃度が調節されないことなの

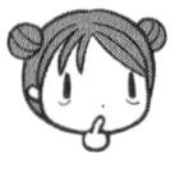
どういうことですか？

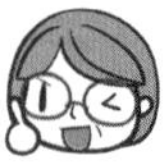
たとえば、体液のナトリウムイオンがほんの10％でも急速に低下してしまったら、意識をなくすことだってあるのよ

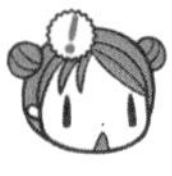
そんなに少しで、ですか？

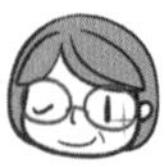
細胞外液のカリウムイオンはとても低く調節されていて、正常でも4mEq/L。これが倍の濃度になるだけで、重篤な不整脈になり、命を落とす危険すらあります

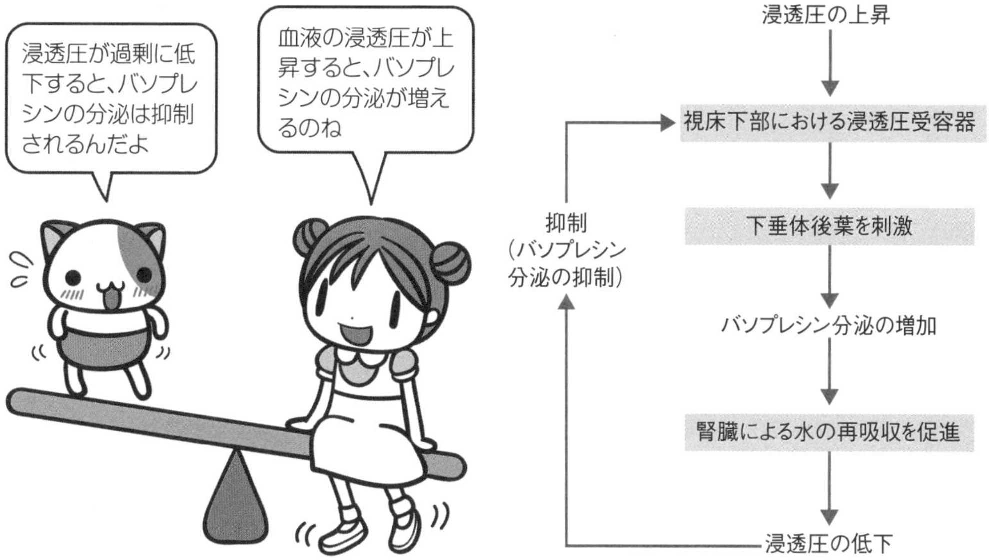

図 5-10　体液量の調節

問題14 腎臓のその他の働き

次の文章の空欄に、適切な語句を語句群から選び、記入しなさい。
また［　　］内の語句の正しいほうを選びなさい。
［語句群（複数回の使用可）］　カルシウム　くる病　造血　ナトリウム　貧血
レニン

腎臓には、① ______ **ホルモン**である**エリスロポエチン**や骨を丈夫にする**活性型ビタミンD**をつくる機能もあります。腎機能が障害を受けるとエリスロポエチンもあまりつくられなくなります。腎不全患者に② ______ が多いのはこのためです。

ビタミンDは体内に入り、**肝臓**と**腎臓**で活性型に変化して初めて、その効果を発揮します。したがって、肝臓や腎臓の機能が弱まると、どんなにビタミンDを摂取しても、その効果が発揮されなくなってしまいます。

活性型ビタミンDは、腸管からの③ ______ の吸収を［④ **促進**　**抑制**］し、骨を丈夫にします。一方、活性型ビタミンDが欠乏すると、⑤ ______ となり骨がもろくなります。

血圧を上昇させる**レニン**の分泌は、腎臓に流入する血液量で調節されています。たとえば、腫瘍により腎動脈が外から圧迫されたり、動脈硬化などで血管内腔が狭くなり、腎血流量が［⑥ **増加**　**減少**］すると、血圧自体は正常でも、血圧が下がったと認識され、レニンが分泌されてしまうことがあります。これが理由で起こる高血圧を、**腎血管性高血圧**とよびます。

問題15 体温を調節する

次の文章の空欄に、適切な語句を語句群から選び、記入しなさい。
また［　　］内の語句の正しいほうを選びなさい。
［語句群（複数回の使用可）］ 外殻　核心　タンパク質　脂質　糖質　２　４　６　９

私たちが食物を食べるのは、新しい細胞をつくるためであると同時に、体温を維持するためでもあります。身体のあちこちでは、食物を栄養素に分解したり、エネルギーに変えたりするなど、生命活動に必要な化学反応（**代謝**）が絶えず行われています。

代謝で生じる熱量は、①＿＿＿＿と②＿＿＿＿＿＿が１gあたり③＿＿＿＿**kcal**で、④＿＿＿＿は１gあたり⑤＿＿＿＿**kcal**。代謝で得た熱の**60%**は、体温維持のために使われています。代謝は体内にある数千種類もの**酵素**が触媒となって進みます。体温を維持しなければならないのは、この酵素の働きをよくするためです。

酵素の反応は温度が高ければ高いほどよいということではありません。酵素が最も活性化する**至適温度は36～37℃**。この温度を超えると、反応速度は急に減少します。

酵素は一種のタンパク質ですから、熱を加えると変性しやすくなります。これは、熱したフライパンに卵を入れると固まってしまう現象と同じです。これでは、本来の機能を発揮できません。

ところで、健康な人の体温はいつでも36℃前後です。ヒトは、体温を一定に保たないと生きていけない恒温動物です。しかし、体温を一定に保つといっても、どこの温度が基準になっているのでしょうか。

皮膚の温度を**皮膚温**、脳と同じ温度を保つところを⑥＿＿＿＿**温度**、その中間を⑦＿＿＿＿**温度**としましょう。暑いときは皮膚温も36℃くらいまで上がり、皮下は身体の奥と同じ37℃くらいになっています。一方、寒いときは足の先などは30℃くらいで、腕の付け根あたりでも32℃くらい。いずれの場合も、脳の温度は37℃に保たれています。

つまり、体温調節で最も重要なのは、**脳内の温度を一定に保つこと**なのです。暑い場所で運動や作業をする際には、脳内の温度が40℃以上になることがあります。44℃以上になると脳は障害されます。反対に、脳内温度が33℃以下に下がると、私たちは意識を失ってしまいます。

問題16 体温を調節するのは視床下部

次の文章の空欄に、適切な語句を語句群から選び、記入しなさい。
また［　　］内の語句の正しいほうを選びなさい。
［語句群（複数回の使用可）］ 気化熱　産熱　視床下部　セットポイント　解熱
ふるえ　放熱　立毛

体温を調節するのは酵素のため、しかも、脳の温度が大切だということをお話ししました。その体温を調節を行なっているのは、①　　　　　　です。

この体温調節のメカニズムは、エアコンの自動調節機能に似ています。最初にまず適温が設定されていて、それより上がったり下がったりすると、自動的に働いて温度を調節してくれます。②　　　　　　の体温調節もこれと同じで、セットされた温度（③　　　　　　）に向かって、体内で産生する熱量（④　　　　量）と体外に放出する熱量（⑤　　　　量）の調節をしています。

❶寒冷への適応

身体が体温よりも寒い環境にさらされると、脳の視床下部からは熱を逃がさないようにする指令と、熱を産出するための指令が出されます。熱を逃がさない反応は毛細血管で起こります。皮膚の表面や手足の末端はもともと熱を放出しやすいため、寒い環境では毛細血管を［⑥ **収縮**　**拡張** ］させて、熱を運ぶ血液が流れないようにするのです。

鳥であれば、次に毛を逆立てて空気の層をつくります。こうすると断熱材に似た効果が得られるからです。ヒトの場合も、寒くなってからだが凍えてくると、皮膚に**鳥肌**が立ちます（⑦　　　　）。これは進化の名残といえるかも知れません。

末端の放熱を防いでも体温が下がり続ける場合、視床下部は「**熱をつくれ**」と命令します。熱を発生させるのは筋肉の⑧　　　　　　です。寒くなるとからだが自然にブルブルとふるえ出すのは、視床下部からの命令が筋肉に伝わるからです。

❷酷暑への対応

身体が体温よりも暑い環境にさらされると、視床下部からは**熱を放出せよ**という指令が出ます。先ほどとは反対に毛細血管を［⑨ **収縮**　**拡張** ］させ末端の血流をよくすることで、熱放出を高めるのです。

それでも体温が下がらない場合、視床下部は**汗を出せ**と命令します。皮膚の表面で水分が気化して水蒸気になる際に、皮膚表面の熱を奪いとります。これを⑩　　　　　　といいますが、これを放出することによって、体温を下げようというのです。

このとき、皮膚の表面に空気の動きがあれば、熱放散は促進されます。夏の暑い日に扇子や扇風機を使うと涼しく感じるのは、このためです。ちなみに、汗をかくことのできる恒温動物は人間だけだそうです。

問題17　1日の間にも体温リズムはある

> 次の文章の空欄に、適切な語句を語句群から選び、記入しなさい。
> また［　　］内の語句の正しいほうを選びなさい。
> ［語句群（複数回の使用可）］　サーカディアンリズム　視床下部　体温　日内変動　発熱

私たちは夜になると自然に眠くなり、朝がくると自然に目が覚めます。この睡眠・覚醒のリズムにも、①＿＿＿＿＿が関係しています。

②＿＿＿＿＿＿＿の調節機能によりほぼ一定に保たれている体温も、1日という短いスパンでみると微妙に変化しています。その幅は大きくてもせいぜい1℃くらい。体感することはまずありませんが、1日のリズムをつくってくれています。

ヒトの体温は多くの場合、明け方、つまり**目が覚める直前**が最も［③　**高く**　**低く**　］、夕方頃にピークとなり、その後は再び［④　**上昇**　**低下**　］していきます。裏を返せば、体温が上昇していくにつれ徐々に身体は目覚め、緩やかに体温が低下していくことによって眠りに落ちていく、ということ。体温は、生活のリズムを刻む生物時計（⑤＿＿＿＿＿＿＿＿＿＿ともいう）でもあったのです。

皆さんは、看護業務のなかに検温があるのはご存じですね。検温の時間がやってくると、体温だけではなく、脈拍や血圧も測定します。これは、患者さんの日々の状態を知るうえでとても重要な作業です。体温は毎日、ほぼ同じ時間帯で測定しないと比較の意味はありません。先に説明したように、体温は1日の間でも微妙に変化しますから、昨日の朝の体温と今日の夕方の体温を比べても、⑥＿＿＿＿＿＿＿なのか、⑦＿＿＿＿なのか、区別できないということになります。

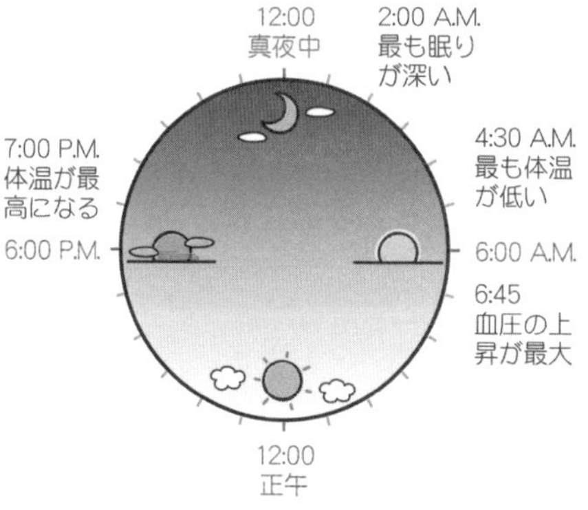

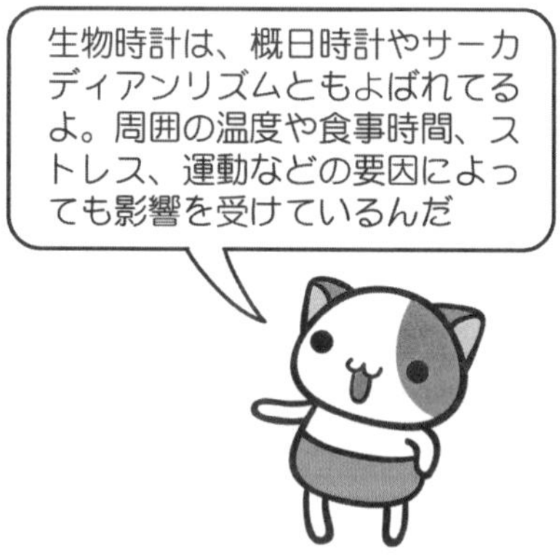

図5-11　生物時計と体温の関係

Chapter 5 調整する ○× 確認問題

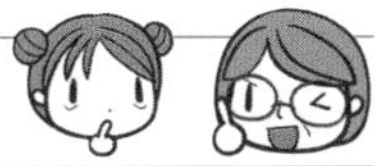

「調整する」に関する記述です。正しいものには○を、間違っているものには×をつけなさい。

(　　　) ①末梢神経のうち、中枢に情報を入れる経路を求心性神経という。

(　　　) ②末梢神経のうち、中枢の指令を効果器に送る経路を遠心性神経という。

(　　　) ③骨格筋を随意的に動かす神経を自律神経といい、外部の刺激に反応する。

(　　　) ④内臓の平滑筋を不随的に動かす神経を体性神経といい、内部の刺激に反応する。

(　　　) ⑤自律神経には脊椎から均等に出ている交感神経と、頸椎・仙骨から出ている副交感神経がある。

(　　　) ⑥交感神経が優位になると、心臓の拍動が緩やかになり、血管が拡張する。

(　　　) ⑦副交感神経が優位になると、心臓の拍動が上がり、血管が収縮する。

(　　　) ⑧神経系における情報は、電気信号（インパルス）によって伝わる。

(　　　) ⑨神経細胞が興奮して起こる電流は、活動電位をよばれる。

(　　　) ⑩細胞内液には、ナトリウムイオンが多い。

(　　　) ⑪細胞外液には、カリウムイオンが多い。

(　　　) ⑫神経系の情報の流れは、電気信号→神経伝達物質→電気信号である。

(　　　) ⑬内分泌とは、細胞から血流に向かって放出されることである。

(　　　) ⑭外分泌とは、化学伝達物質が生体の外に放出されることである。

(　　　) ⑮ホルモンは、リンパ管をとおして全身を循環する。

(　　　) ⑯ホルモンは、標的細胞の受容体に結合する。

(　　　) ⑰水溶性ホルモンは、核内にある受容体に結合する。

(　　　) ⑱脂溶性ホルモンは、細胞膜にある受容体に結合する。

(　　　) ⑲ペプチドホルモンには、インスリンや成長ホルモンがある。

(　　　) ⑳ステロイドホルモンには、副腎髄質ホルモンや活性型ビタミンDがある。

(　　　) ㉑アミノ酸誘導体には、甲状腺ホルモンがある。

(　　　) ㉒副腎皮質から分泌される糖質コルチコイドは、糖新生を指示する。

(　　　) ㉓血糖値を下げるのは、膵臓のランゲルハンス島から分泌されるグルカゴンである。

(　　　) ㉔持続的に血圧の低下を防ぐためにホルモンが働きかけるのは、心臓である。

(　　　) ㉕腎臓は電解質を調節する器官でもある。

(　　　) ㉖下垂体から分泌される抗利尿ホルモン（バソプレシン：ADH）は、水の排泄を促すホルモンである。

(　　　) ㉗腎臓は、造血ホルモンであるエリスロポエチンを産生する。

(　　　) ㉘活性型ビタミンDは、腸管からのカルシウムの吸収を促進し、骨を丈夫にする。

(　　　) ㉙代謝で生じる熱量は、糖質が1gあたり4kcal、タンパク質と脂質は1gあたり9kalである。

(　　　) ㉚体温調節中枢は、延髄にある。

Chapter

6 感じる・考える

問題1 脳を構成する神経細胞とグリア細胞

次の文章の空欄に、適切な語句を語句群から選び、記入しなさい。
［語句群］ 酸素　栄養　固定　シナプス　受容体　形質　神経膠　脊髄　中枢　末梢　ニューロン

人間の脳には、1,000億個を超える**神経細胞**（①＿＿＿＿＿＿）があるといわれています。脳は大きな楕円形のかたまりのように見えますが、受精から誕生までの人体発生の過程では身体を前後に走る神経管とい1本の管でした。管の頭側が膨らんで脳に、尾側が②＿＿＿＿になり、管内の腔所は脳では脳室、脊髄では中心管になります。

脳と**脊髄**の神経細胞は、感覚器から情報を受け取り、それを分析して内臓や手足などの筋肉に指令を出すため、③＿＿＿＿**神経**とよばれています。

脳には神経細胞以外の重要な細胞である**グリア細胞**（④＿＿＿＿**細胞**）が存在し、さまざまな働きをしています。

グリア細胞は神経細胞を⑤＿＿＿＿したり、神経細胞に⑥＿＿＿＿を運んだりするなど、神経細胞を手助けする脇役だ、と考えられていました。しかし、近年では神経伝達物質の⑦＿＿＿＿＿をもち、神経細胞と似たような働きをしていることも、明らかになっています。脳におけるグリア細胞の数は、神経細胞の10～50倍と見積もられ、記憶や学習という脳の高次機能を支えているのでないか、と考えられています。

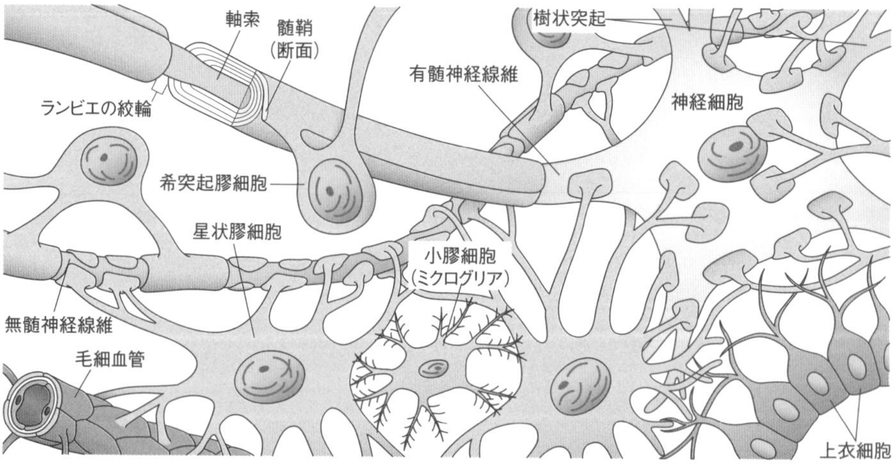

図6-1　さまざまなグリア細胞

問題2 神経細胞のかたちと働き

次の文章の空欄に、適切な語句を語句群から選び、記入しなさい。
[語句群（複数回の使用可）] 一定 核 軸索 シナプス シナプス小胞
樹状突起 細胞体 神経伝達物質 ランビエの絞輪

神経細胞の①＿＿＿＿は、星形のような②＿＿＿＿＿＿のちょうど真ん中あたりにあります。②の周囲には2種類の突起があります。1つは②から複数出て枝分かれしているようにみえる③＿＿＿＿＿＿＿です。もう2つは②から1本だけ長くのびている突起で④＿＿＿＿といい、極細の線維のようなので、**神経線維**ともよばれます。

④は**シュワン細胞**で包まれており、シュワン細胞が髄鞘を形成している有髄線維では髄鞘どうしの間に⑤＿＿＿＿＿＿＿＿＿という隙間があります。③は興奮を細胞体へ送り、④は細胞体の興奮を末端に伝える働きがあります。

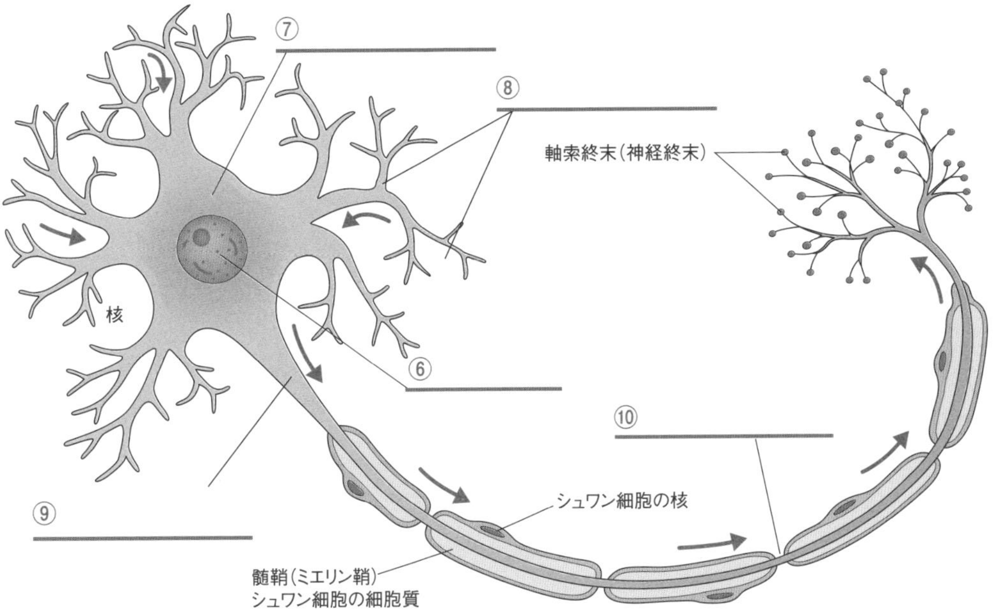

図6-2 神経細胞

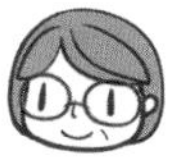

神経細胞どうしは、⑪＿＿＿＿＿＿＿＿＿を介して情報伝達するのは覚えているわね？

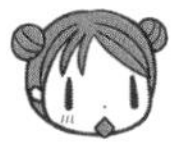

はい。神経線維を通った電気信号がここに到達すると、⑫＿＿＿＿＿＿＿＿＿＿＿から⑬＿＿＿＿＿＿＿＿＿＿が放出されて、それが次の神経細胞へ伝わるんですよね

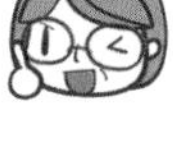

そう。まるでバトンリレーのようにね

問題3 感覚によって人間は行動できる

次の文章の空欄に、適切な語句を語句群から選び、記入しなさい。
[語句群] 感覚受容器 嗅覚 効果器 深部 体性 末梢 中枢 聴覚 内臓 皮膚 平衡覚

人間には実にさまざまな感覚が備わっています。五感とは**特殊感覚**のことで、つまり、頭部のかぎられた場所（眼、耳、鼻、舌など）で受け取る感覚のことで、視覚、①＿＿＿＿、味覚、②＿＿＿＿、③＿＿＿＿がそれにあたります。

私たちの身体では、五感以外にもたくさんの感覚が機能し、内外からの情報を受け取って④＿＿＿＿**神経**へと伝えています。全身の広い範囲で受け取られるこれらの感覚は、**一般感覚**とよばれます（**表6-1**）。一般感覚には、全身の皮膚と運動器により感知される⑤＿＿＿＿**感覚**、内臓領域で感知される⑥＿＿＿＿**感覚**があります。また体性感覚には⑦＿＿＿＿**感覚**と、運動によって主として深部受容器が興奮して生じる⑧＿＿＿＿**感覚**（固有感覚）があります。

「光」「音」「におい」「痛み」などの刺激は、⑨＿＿＿＿＿＿で神経情報に変換され、中枢神経系において統合・処理されて一定の行動を起こす指令となります。そしてこの指令が、⑩＿＿＿＿である筋肉などに伝わって、さまざまな行動が発現します。

表6-1 感覚の種類

特殊感覚			視覚、聴覚、味覚、嗅覚、平衡覚
一般感覚	体性感覚	皮膚感覚	触覚、圧覚、痛覚、温覚、冷覚、かゆみ、痛覚
		深部感覚	関節などの位置覚、筋の長さ・張力、関節機械刺激、痛覚
	内臓感覚		痛覚、空腹感、口渇感、嘔気、便意、尿意、体温、血圧

問題 4 感覚が伝わるその仕組みは共通

次の文章の空欄に、適切な語句を語句群から選び、記入しなさい。
［語句群（複数回の使用可）］ 感覚器 感覚 嗅覚 受容器 中枢 痛覚 慣れ 末梢 味覚

どんな刺激を身体のどこで受け取るかは、あらかじめ決まっています。たとえば、眼は光の刺激だけを受け取り、音には反応しません。反対に耳は音、つまり空気の振動だけを感受して光の刺激には感応しません。このように、ある感覚器にとって、最も敏感に応じうる刺激のことを**適当刺激**といいます。

感覚器はそれぞれ、適当刺激を受けやすいように、独自の精巧な構造をもっています。しかしその一方で、感覚器が受け取る刺激が脳へと伝わるメカニズムは、驚くほど共通しています。

感覚には、①＿＿＿＿＿と②＿＿＿＿＿、そして受容器内にある③＿＿＿＿**細胞**（受容細胞）が関係しています。

感覚細胞が受け取った刺激は、電気信号となって④＿＿＿＿**神経**を通って⑤＿＿＿＿**神経**へと送られます。なかには皮膚における知覚装置のように、感覚細胞をもたずに神経線維の末端が直接刺激を受け取るものもあります。しかし、刺激が⑥＿＿＿＿**神経**を通って、それが⑦＿＿＿＿**神経**の脳へと届く流れは全く同じです。

感覚には**順応**とよばれる現象もあります。一定の強さの刺激を持続的に与えられると、一種の⑧＿＿＿＿が生じて、主観的な感じ方が弱くなったり、反応しなくなったりするのです。順応の程度は、感覚によって違います。⑨＿＿＿＿や⑩＿＿＿＿の順応は早いのですが、⑪＿＿＿＿はほとんど順応しません。これは、⑪が人間が生きていくうえでとても重要な感覚の１つであることの証でしょう。

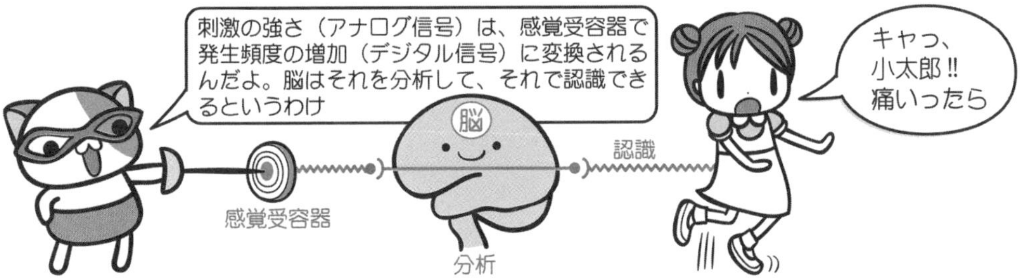

図 6-3 感覚が伝わる仕組み

問題5 脳の構造

次の文章の空欄に、適切な語句を語句群から選び、記入しなさい。
［語句群（複数回の使用可）］ 視床 視床下部 小脳 前頭葉 大脳 大脳皮質 中心溝 脳幹 辺縁系

脳は大きく、終脳、間脳（視床・視床下部）、中脳、橋、小脳、延髄に区分されます。終脳は①＿＿＿＿＿ともいい、左右の大脳半球からなっています。

このうち、中脳、橋、延髄は合わせて②＿＿＿＿＿とよばれ、呼吸や循環など生命維持の基本をつかさどる中枢が集まっています。ここが損傷されると、私たちはもはや生きてはいけません。生命の根幹をなす神経細胞群がここにある、といえます。

ホルモンや自律神経など**ホメオスタシス**（恒常性の維持）に関係するのは、間脳にある③＿＿＿＿＿＿＿です。体温や食欲などの調節も担っています。

④＿＿＿＿＿は嗅覚以外のあらゆる感覚情報の中継地点で、⑤＿＿＿＿＿は運動を統率して、身体のバランスをとるために働いています。

脳の中で、最も人間らしい部分を担っているのは⑥＿＿＿＿＿です。大脳の表層は⑦＿＿＿＿＿＿＿とよばれる灰白質でおおわれ、深部は髄質とよばれる白質でできています。内側にある旧皮質は、性行動や不快感などの原始的な本能の中枢であり、視床下部とも深い関係があります。したがって、それらと大脳を合わせて⑧＿＿＿＿＿＿とよぶこともあります。

⑨＿＿＿＿＿＿＿のうち、外側にある新皮質は考えたり、モノを創造するといった知能的で高度な活動を処理しています。さらに、**前頭葉**、**頭頂葉**、**後頭葉**、**側頭葉**に分けることができ、創造や判断はおもに⑩＿＿＿＿＿＿が担っています。

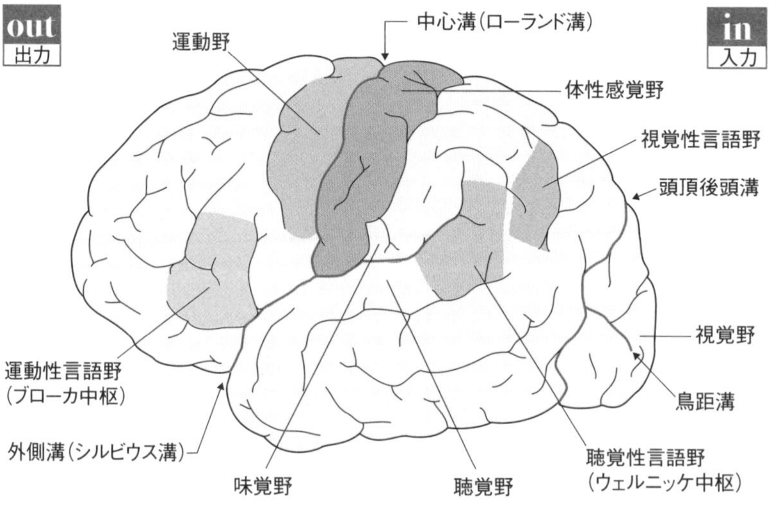

図6-4 大脳皮質にある機能局在

おもしろいことにも気がつきました。よく見ると、
大脳皮質の役割って、後方は視覚や聴覚などの入力で、
前方が運動や創造などの出力に関係していませんか？

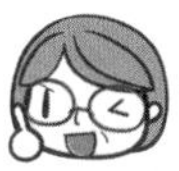

実はそのとおり。大脳皮質は⑪＿＿＿＿を境にして
前頭葉は効果器への出力を、頭頂葉、後頭葉、側頭葉は
受容器からの入力を担当しているのよ

問題6 末梢神経と中枢神経

次の文章の空欄に、適切な語句を語句群から選び、記入しなさい。
［語句群（複数回の使用可）］ 遠心　求心　自律　脊髄　体性　脳　5　8　12　31

感覚器が受け取った「情報」を中枢神経である①＿＿＿＿や②＿＿＿＿へ伝えるのは**末梢神経**です。

中枢神経は、司令塔にあたります。末梢神経を介して中枢神経へと伝えられた情報は、ここで分析・処理され、今度は「指令」となって末梢神経を伝わり、筋肉へと向かいます（**図6-5**）。

末梢神経の分類は、大きく以下の３つです。

❶信号の方向による分類：③＿＿＿＿**性（上行性）神経**・④＿＿＿＿**性（下行性）神経**

流れる電気信号がどちらの方向に向かっているかに着目しています。中枢神経へ向かって信号を送るのが⑤＿＿＿＿**性神経**、中枢神経が下した判断を末端の筋肉へと伝えるのが⑥＿＿＿＿**性神経**です。

❷分布先による分類：⑦＿＿＿＿**神経（運動神経）**・⑧＿＿＿＿**神経**

命令を下す先の効果器に着目しています。内臓に分布するのが⑨＿＿＿＿**神経**、手足などを動かす骨格筋に分布するのが⑩＿＿＿＿**神経（運動神経）**です。

❸出入りする中枢神経による分類：⑪＿＿＿＿**神経**・⑫＿＿＿＿**神経**

脳に出入りする⑬＿＿＿＿**神経**は⑭**左右**＿＿＿＿**対**あり、おもに頭部や顔面、頸部を支配しています。⑮＿＿＿＿**神経**は⑯**左右**＿＿＿＿**対**で、それぞれ対応する脊髄の番号がつけられています。

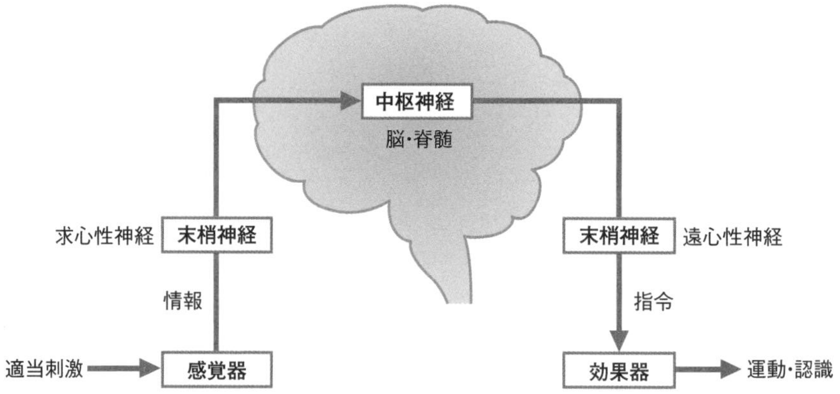

図 6-5　情報の伝達

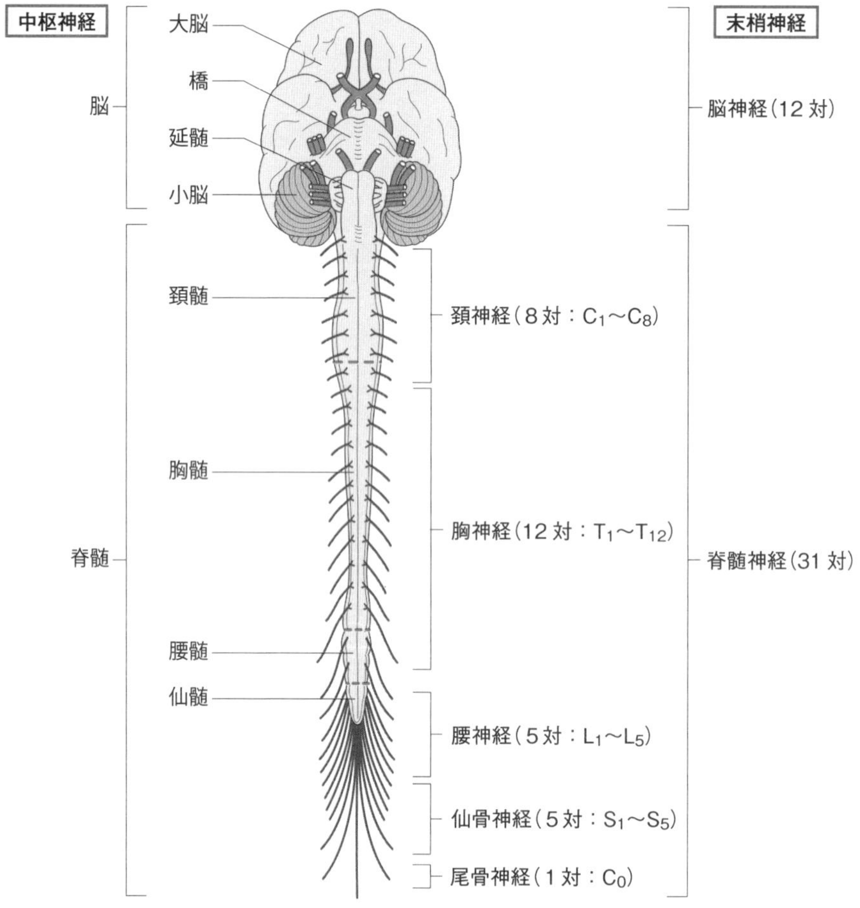

図 6-6　脳神経と脊髄神経

問題7 視覚のメカニズムを知る――眼

次の文章の空欄に、適切な語句を語句群から選び、記入しなさい。
［語句群（複数回の使用可）］ 角 強 結 網 酸素 外眼 上眼瞼挙

眼球って、近くで見るとけっこう大きいですね
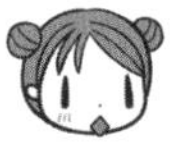

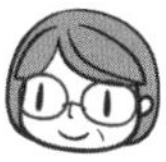
成人だと、だいたい直径2.5cm。外から見えているのは、眼球全体の６分の１くらいしかないの

見えない部分は、どうなっているんだろう？
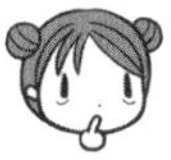

❶眼球と眼筋

眼球には、６本の①＿＿＿＿**筋**が付着しています（**図6-7**）。これらの筋肉は眼球を動かして、視線の向きを変えたり、頭の動きとは逆の方向に眼球を動かして、視界のブレを防ぐ働きをしています。

眼窩の中にはもう１本、まぶたを動かす筋肉（②＿＿＿＿＿＿＿**筋**）もあり、眼球近くには合計７本の筋肉とそれらを動かす計３本の脳神経が入り込んでいます。①**筋**のうち、外側直筋は**外転神経**、滑車をくぐる上斜筋は**滑車神経**、それ以外の４つの筋肉と②は**動眼神経**が支配しています。

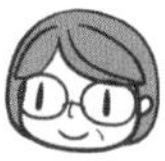
③＿＿＿膜があるのが黒い部分です。
白く見える部分は、透明な④＿＿＿膜でおおわれていて、その下にある⑤＿＿＿膜の白が透けて見えているの

ということは、⑥＿＿＿膜は黒いんですか？
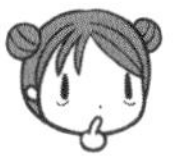

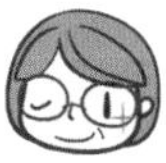
いえいえ、そうじゃないの。角膜は、⑦＿＿＿膜に光を通すために透明になっています。光が奥で吸収されて跳ね返ってこないから、黒く見えるだけなのよ

❷角膜の透明性

身体の細胞はほとんど例外なく、血液を通して酸素の供給を受けています。しかし、⑧＿＿＿**膜**には血管がありません。透明性を保つために、血管はどうしても邪魔なのです。その代わり、上皮細胞が涙の層を介して空気から直接、⑨＿＿＿＿を取り入れています。

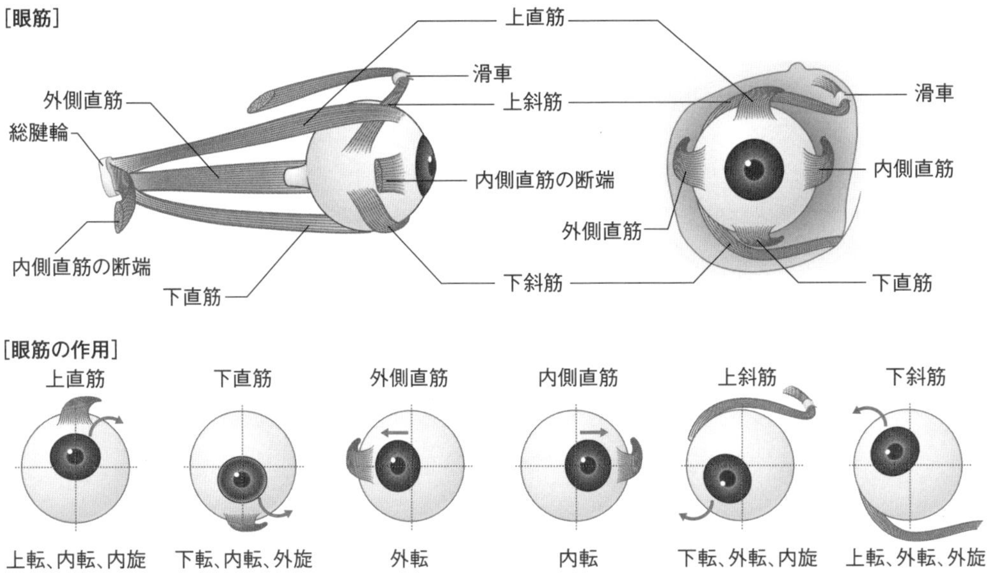

図 6-7　眼筋とその作用

問題 8　眼球とカメラの関係

> 次の文章の空欄に、適切な語句を語句群から選び、記入しなさい。
> また［　　］内の語句の正しいほうを選びなさい。
> ［語句群］　角　眼房水　虹彩　硝子体　瞳孔　網　毛様体　脈絡　強

眼球のずっと奥のほう、壁の内側に広がっているのが①＿＿＿＿**膜**で、光を感じる場所です。眼球は、この①膜というフィルムの上に像を結ぶためのカメラのようなものです。

厚さ 1 mmほどの②＿＿＿＿**膜**を通った光はまず、その奥にある**水晶体**へと向かいます。水晶体はカメラでいうレンズ。③＿＿＿＿＿＿とよばれる筋肉の伸縮に合わせて厚くなったり、薄くなったりします。

遠くを見るときには、毛様体筋が［④　**収縮**　　**弛緩**　］して毛様小体が［⑤　**緊張**　　**弛緩**　］し、水晶体が［⑥　**薄く**　　**厚く**　］なります。水晶体での光の屈折は［⑦　**大きく**　　**小さく**　］なり、遠くのものに焦点が合います。

一方、近くを見るときには、毛様体筋が［⑧　**収縮**　　**弛緩**　］して、毛様小体が［⑨　**緊張**　　**弛緩**　］し、水晶体が［⑩　**薄く**　　**厚く**　］なります。水晶体での光の屈折は［⑪　**大きく**　　**小さく**　］なり、近くのものに焦点が合います。

カメラの絞りにあたるのは、⑫＿＿＿＿＿です。虹彩は、⑬＿＿＿＿＿を縮小したり、散大したりすることで、入ってくる光の量を調節します。

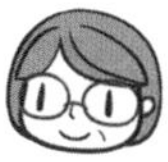

水晶体と網膜の間にある、
透明なゼリー状の物質は⑭＿＿＿＿＿＿と
いいます

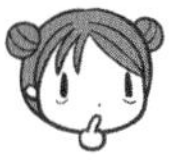

なんのためにあるんですか？

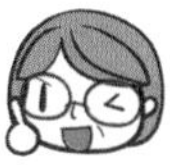

おもに眼球の形状を保つのに役立っています。
それと、毛様体からは⑮＿＿＿＿＿という液体が
しみ出していて、角膜と水晶体を潤し、栄養を与えています

問題9 光と色の情報を神経の信号に変える網膜

次の文章の空欄に、適切な語句を語句群から選び、記入しなさい。
また［　　］内の語句の正しいほうを選びなさい。
［語句群（複数回の使用可）］ 外側　内側　杆体　感覚　視覚　周辺　錐体　中心　ロドプシン　カルシウム

網膜には、色や光を感じる特殊な２つの視細胞があります。

色を検知する①＿＿＿＿は、明るいところで働き、網膜の②＿＿＿＿**部**に多く存在します。一方、微妙な光の強弱（明暗）を検知する③＿＿＿＿は、薄暗いところで明暗を感じ、網膜の④＿＿＿＿**部**に多く存在します。感光色素である⑤＿＿＿＿＿＿を含んでいます。

これらの細胞がキャッチした光と色の情報は、デジタルな電気信号に置き換えられて脳神経の**視神経**に伝わり、［⑥ **内側　外側**］膝状体（脳の視床）へと送られます。その際、両眼の視神経の［⑦ **内側　外側**］半分は途中で互いに交叉します。

脳の視床で中継された信号は、最終的には大脳皮質の⑧＿＿＿＿**野**に達し、そこで光と色が合体した像となって結ばれます。私たちがものを「見る」のは、まさにこの瞬間です。

ちなみに、明るいところから暗いところに移ると、はじめは物が見えませんが次第に見え始める過程を［⑨ **明　暗**］**順応**といいます。視細胞の光受容感度が増大するのに時間がかかるため、この順応には30分程度かかります。また、暗いところから急に明るいところへ出るとまぶしく感じますが、やがて慣れる過程を［⑩ **明　暗**］**順応**といいます。大量の視物質が一度に分解されるため、この順応には３分程度かかります。

問題10 聴覚のメカニズムを知る――耳

次の文章の空欄に、適切な語句を語句群から選び、記入しなさい。
[語句群（複数回の使用可）] アポクリン　エクリン　外耳　外耳道　鼓膜　中耳　聴覚　内耳　平衡覚

耳は外耳、中耳、内耳の３つに分けられます。このうち、①＿＿＿＿と②＿＿＿＿は③＿＿＿＿のみ、④＿＿＿＿は⑤＿＿＿＿と⑥＿＿＿＿の両方に関係しています。

外耳とは耳介（耳たぶ）から⑦＿＿＿＿までをいいます。耳介は軟骨によって形づくられています。

外耳孔から鼓膜にいたる道を⑧＿＿＿＿とよび、長さはだいたい２～３cmです。けっこう短いのですが、S状に曲がっているため、なかなか奥までは見えません。外耳道には⑨＿＿＿＿＿＿＿＿**汗腺**という特殊な汗腺があり、タンパク質や脂肪分の多い分泌物（いわゆる「耳垢」になる）を出しています。

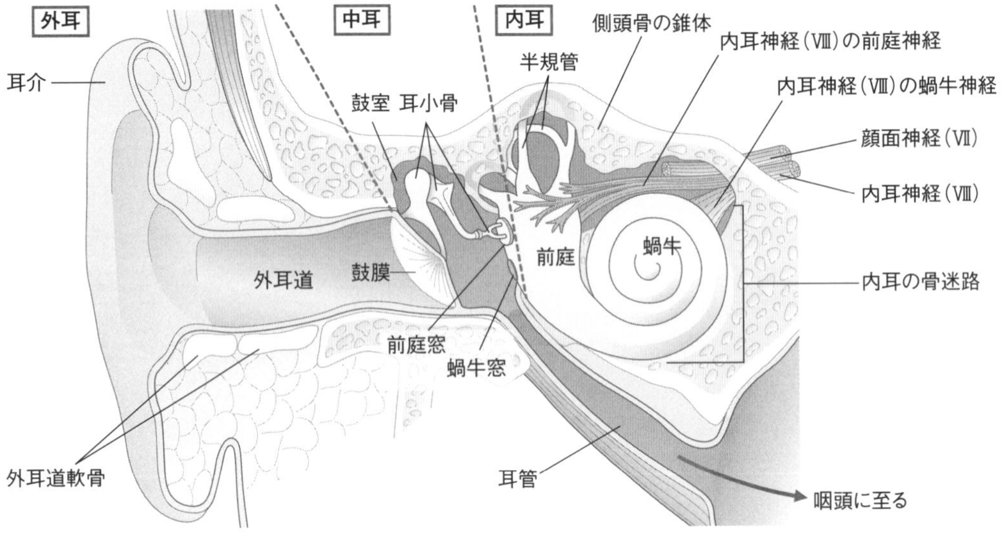

図 6-8　耳の構造

問題11 空気の振動を水の振動に――外耳、中耳、内耳

次の文章の空欄に、適切な語句を語句群から選び、記入しなさい。
［語句群］ アブミ　外耳道　キヌタ　鼓室　耳小骨　中耳　ツチ　内耳　骨膜　リンパ液

私たちが耳にする音の正体は、**空気の振動**です。①＿＿＿＿＿を通って伝わった空気の振動は、直径８～９mmほどの鼓膜を揺らします。鼓膜の内側には、②＿＿＿＿とよばれる空間が広がっています。この空間は、③＿＿＿＿ともよばれ、内部にはなんと、空気が入っています。また、咽頭へ延びている耳管は、小児では成人より傾斜が緩やかで水平に近くなっています。風邪を引いたときなどに中耳炎になるのは、咽頭の細菌が中耳に入りやすいからです。

鼓膜を揺らした空気の振動は、④＿＿＿＿**骨**、⑤＿＿＿＿**骨**、⑥＿＿＿＿**骨**とよばれる小さな骨を伝って、さらに奥の⑦＿＿＿＿へと伝わります（これら３つの⑧＿＿＿＿＿は、身体を構成している骨のなかで最も小さい）。

内耳は⑨＿＿＿＿**迷路**と⑩＿＿＿＿**迷路**とよばれる複雑な構造になっていて、それぞれの内部⑪＿＿＿＿＿＿で満たされています。外耳から伝わってきた空気の振動は、ここで⑪の振動に変わります。

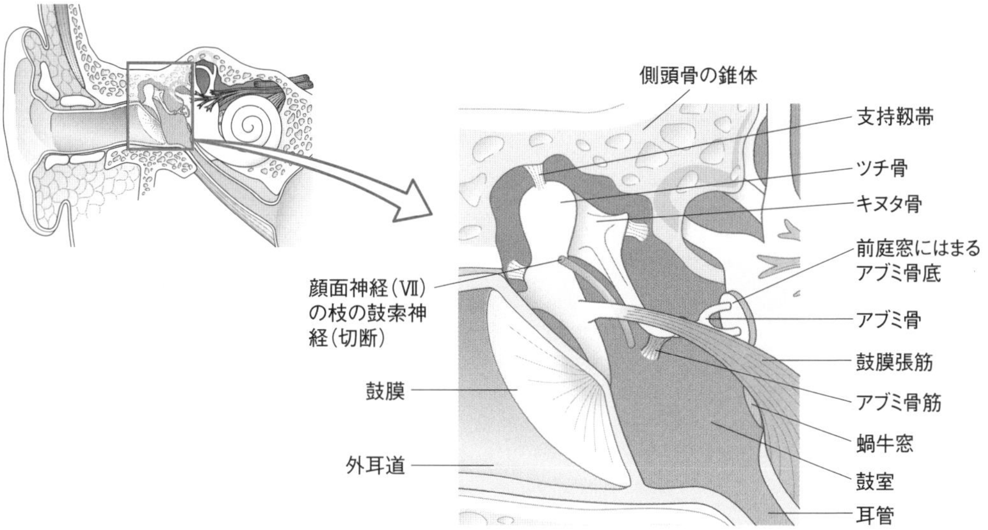

図 6-9　中耳の構造

問題12 内耳にある感覚細胞

次の文章の空欄に、適切な語句を語句群から選び、記入しなさい。
［語句群（複数回の使用可）］ 蝸牛 基底膜 コルチ器 前庭 半規管 有毛

内耳の構造は、①＿＿＿＿、②＿＿＿＿、③＿＿＿＿＿＿からなります。聴覚に関係するのはこのうち④＿＿＿＿だけです。

外耳道から中耳、そしてリンパ液を伝った音の振動は、蝸牛内部の⑤＿＿＿＿＿＿とよばれる部分に到達します。ここには⑥＿＿＿＿＿**細胞**とよばれる感覚細胞があり、リンパ液に伝わった振動は⑦＿＿＿＿＿＿を揺らすことで、この細胞を興奮させます。

「水の振動」というアナログな信号はここでデジタルな電気信号に置き換えられ、⑧＿＿＿＿**神経**を伝って中枢神経へと送られます。

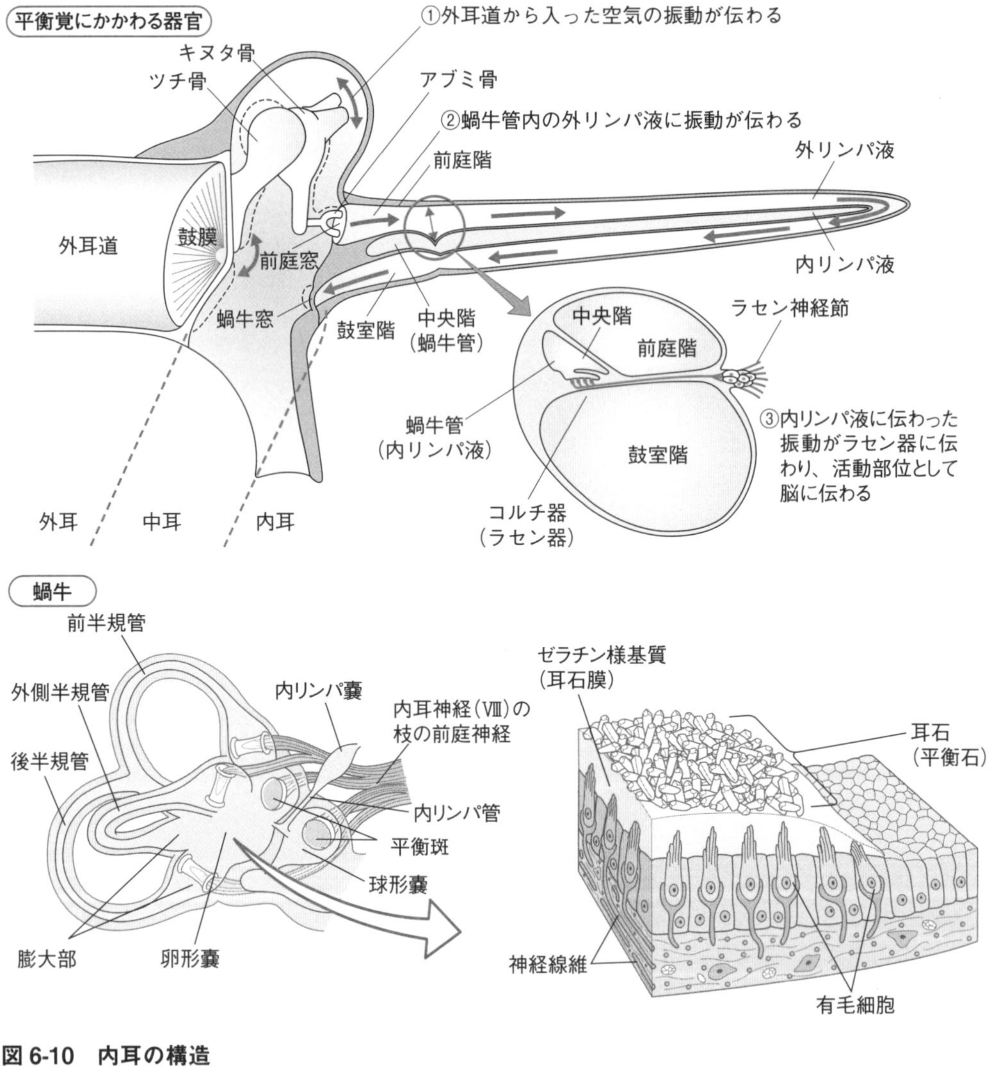

図 6-10 内耳の構造

問題13 平衡覚のメカニズムを知る——半規管と前庭

次の文章の空欄に、適切な語句を語句群から選び、記入しなさい。
［語句群（複数回の使用可）］ カルシウム塩　球形嚢　耳石　同　反対　平衡覚　膨大部稜　有毛　卵形嚢　リンパ液　前庭　蝸牛

平衡覚は、身体の微妙な動きを感知して、体位やバランスをとるための感覚です。

❶頭の回転を感知する半規管

眼球は、頭の動きと①＿＿＿＿方向に動くことで視界がブレないようにしている、とお話しました。実はこの調節機構は、耳にある半規管との連携によって行われています。

半規管は、３本の細い管がループをつくったような形をしていて、内部には②＿＿＿＿が詰まっています。感知するのはおもに頭の回転運動で、頭が回転すると、③＿＿＿＿とよばれる部分にある④＿＿＿＿**細胞**が揺れて、神経を興奮させます。

半規管から神経を伝って情報を受け取った脳は、頭の動きとは反対の方向へ眼球を動かすよう指令を出し、視界がブレないように調節します。ダンスでくるくると回転したり、荒波に船が揺られているときでも⑤＿＿＿＿を保っていられるのは、この半規管のおかげです。

くるくると回転した後、急に止まると眼がまわりますよね？
あれも半規管が関係しているんですか？

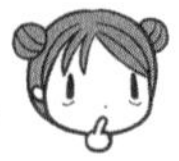

そうよ。半規管の有毛細胞を揺らすのはリンパ液でしょ。
だから、頭の回転が止まっても、慣性の法則でリンパ液の流れは急に止まることができず、しばらくは有毛細胞を揺らすの。
すると、脳は頭がまだ回転していると勘違いして、眼球の向きを変えようとするのよ

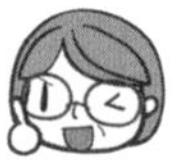

❷頭の傾きを感知する前庭

前庭を構成しているのは、⑥＿＿＿＿と⑦＿＿＿＿という２つの袋です。それぞれにやはり、有毛細胞を備えています。前庭の有毛細胞は、上部をゼラチン様基質で固められ、そのまた上には⑧＿＿＿＿（**平衡石**）とよばれる⑨＿＿＿＿でできた石を乗せています。頭が傾くと、石も重力の方向に傾き、有毛細胞もそれに合わせて揺れる構造です。動き出したり止まったりといった運動（速度）の変化は、この前庭にある⑩＿＿＿＿**細胞**が感知し、電気信号に変えて⑪＿＿＿＿**神経**が内耳神経に合流し、視床を経由して脳へと送ります。

問題14 嗅覚のメカニズムを知る——鼻

次の文章の空欄に、適切な語句を語句群から選び、記入しなさい。
［語句群］ 感覚　嗅覚　有毛　嗅毛　上鼻甲介　中鼻甲介　下鼻甲介

鼻から入った空気の通り道はすぐに3つに分かれます。それぞれ、上鼻甲介、中鼻甲介、下鼻甲介とよばれています。においを感知するのはこのうち、①＿＿＿＿＿＿のちょうど天井にあたる部分です。ここには、**嗅細胞**とよばれる感覚細胞があり、特殊な粘液を分泌するボウマン腺も備わっています。

嗅細胞がある鼻腔の天井には、たくさんの小さな隙間が存在しています。嗅細胞から伸びた神経は、この隙間を通って脳の神経細胞へ信号を伝えています。ボウマン腺から粘膜に分泌された粘液に向かって、嗅細胞はたくさんの②＿＿＿＿を伸ばし、においのもとになる微細な粒子が通り抜けると、それをすかさず感知します。嗅細胞の感度は実に素晴らしく、わずか数モルの化学物質にも反応します。嗅細胞が受けた刺激は、細胞からのびる線維を伝わって、線維の集まりは脳神経の嗅神経となり、視床を介さず、脳の③＿＿＿＿**野**へと送られます。

問題15 味覚のメカニズムを知る——味蕾

次の文章の空欄に、適切な語句を語句群から選び、記入しなさい。
［語句群］ 味　嗅　顔面　嗅覚　舌咽　舌乳頭　味覚　味蕾　迷走　三叉

においは鼻、味は舌で感じるものですが、両方とも、化学物質の存在や種類を見分けるという点では共通しています。①＿＿＿＿は空気中にある揮発性の物質、②＿＿＿＿は水溶性の化学物質の識別をしている、と考えればよいのです。味を感知するのは、舌の粘膜にある③＿＿＿＿とよばれる受容器の中にある④＿＿＿＿**細胞**です。

味蕾は粘膜のくぼみ（⑤＿＿＿＿＿：茸状乳頭、有郭乳頭、葉状乳頭）の部分に多く分布していますが、そのほか、軟口蓋や頬の内側にもあります。味蕾が食べ物や飲み物に含まれる化学物質を感知すると、それが電気信号となって脳へ伝わり、酸味や甘味、塩味、苦みなどの味を感じさせます。舌の前2/3は脳神経の⑥＿＿＿＿**神経**が、舌の後1/3は⑦＿＿＿＿**神経**が、その他は⑧＿＿＿＿**神経**が味覚情報を伝えます。また、食べ物や飲み物の温度や舌を噛んだ時の痛覚などの体性感覚は脳神経の⑨＿＿＿＿**神経**が伝えます。いずれの情報も視床を経由して味覚野と体性感覚野に送られます。

問題16 偉大なセンサー――皮膚

次の文章の空欄に、適切な語句を語句群から選び、記入しなさい。
［語句群（複数回の使用可）］ 圧覚　温度覚　かゆみ　機械的　触覚　真皮　痛覚　皮下組織

皮膚は、痛覚はもちろん、触覚、圧覚、温度覚（温覚、冷覚）、かゆみなど、外部環境から入ってくるあらゆる刺激を受け止めています。

皮膚に加えられた①＿＿＿＿＿＿**刺激**―皮膚のゆがみや圧縮―を感知する受容器は、表皮と②＿＿＿＿の境目や毛根などに分布しています。受容器が多い部分ほど感覚は敏感になり、その数がとくに多いのは、鼻先や唇の皮膚、指先などです。反対に受容器が少なく、鈍感なのが腕や脚です。

真皮や毛包周囲にみられる**自由神経終末**では③＿＿＿＿、④＿＿＿＿＿＿を感知し、真皮の乳頭内にある**マイスネル小体**では⑤＿＿＿＿を感知します。表皮基底層にみられる**メルケル触盤**は⑥＿＿＿＿を感知し、皮下組織にある**ファーター・パチニ小体**は⑦＿＿＿＿を感知する受容器です。

問題17 投射の法則と関連痛

次の文章の空欄に、適切な語句を語句群から選び、記入しなさい。
また［　　］内の語句の正しいほうを選びなさい。
［語句群］ インパルス　運動　腋窩　肩　感覚　関連痛　幻肢痛　神経痛　脊髄

ある受容器が刺激されて生じる感覚は、①＿＿＿＿＿＿（電気信号）が大脳のどこに到達したか、つまり、最終的に達した②＿＿＿＿**野**の部位によって決まります。ところが、私たちはその感覚を、脳ではなく、受容器のある場所で起こっていると感じます。これを**投射の法則**といいます。

事故などで失われたはずの手足が痛むと感じる（③＿＿＿＿＿＿）のも、この法則によります。切断部に対する圧迫が大脳に伝わり、以前受容器のあった場所に投射されます。受容器から大脳皮質に至る感覚経路のどこが刺激されても、意識される感覚は受容器のある場所から生じていると認識されます。

内臓に炎症が起きているのに、その内臓とは離れた場所の皮膚が痛いと感じることがありますが、これは、内臓感覚を伝える神経線維と皮膚感覚を伝える神経線維が、④＿＿＿＿の同じニューロンと接続して大脳皮質に送られるため。大脳が内臓の痛みを皮膚の痛みと勘違いして認識することによって起きる、と考えられています。狭心症では［⑤　**左**　　**右**　］の⑥＿＿＿＿あたり、胆石では右の⑦＿＿＿＿、尿路結石では下腹部から下肢にかけて痛みを感じるようです。このような「痛み」を⑧＿＿＿＿＿＿といい、臨床上、とても重要な情報を与えてくれる痛みです。

Chapter 6 感じる・考える　○× 確認問題

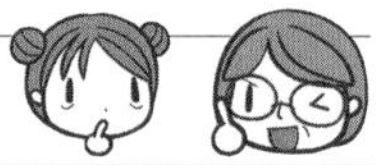

「感じる・考える」に関する記述です。正しいものには○を、間違っているものには×をつけなさい。

(　　　) ①細胞体が受け取った情報は、軸索を伝わって次の神経細胞へと伝わる。

(　　　) ②神経細胞どうしは、シナプスを介して情報伝達を行う。

(　　　) ③特殊感覚とは視覚、聴覚、味覚、嗅覚、触覚のことである

(　　　) ④一般感覚には、体性感覚と内臓感覚の２つがある。

(　　　) ⑤体性感覚には、皮膚感覚と深部感覚（固有感覚）がある。

(　　　) ⑥機械的刺激を感知する皮膚の受容器が多い部分は、鼻先や唇の皮膚、腕や指先である。

(　　　) ⑦感覚には順応という現象があり、味覚と痛覚の順応は早い。

(　　　) ⑧中枢神経に情報を伝えるのは遠心性神経であり、中枢神経の情報を末端に伝えるのが求心性神経である。

(　　　) ⑨脳神経は左右12対で、脊髄神経は左右31対である。

(　　　) ⑩脊髄神経は、頚神経12対、胸神経８対、腰神経５対、仙骨神経５対、尾骨神経１対である。

(　　　) ⑪眼球には６本の外眼筋が付着する。

(　　　) ⑫眼球壁の最も内側に広がっているのが網膜で、光を感じる場所である。

(　　　) ⑬遠くを見るとにきには水晶体が薄くなり、近くを見るときには水晶体が厚くなる。

(　　　) ⑭瞳孔に入ってくる光の量を調節するのは、毛様体である。

(　　　) ⑮網膜には色を検知する杆体と、光の強弱を検知する錐体という２つの視細胞がある。

(　　　) ⑯明るいところから暗いところに移ると、はじめは物が見えないが次第に見える過程を明順応という。

(　　　) ⑰暗いところから急に明るいところへ出ると、まぶしく感じるがやがて慣れる過程を暗順応という。

(　　　) ⑱中脳、橋、延髄は、合わせて脳幹とよばれる。

(　　　) ⑲視床下部は、ホルモンや自律神経などホメオスタシスに関係する。

(　　　) ⑳小脳は運動を統率して、身体のバランスをとるために働く。

(　　　) ㉑大脳皮質は、前頭葉、頭頂葉、後頭葉、側頭葉に分けられ、創造や判断は頭頂葉が担う。

(　　　) ㉒外耳は聴覚に、中耳と内耳は聴覚と平衡覚に関係している。

(　　　) ㉓鼓膜を揺らした空気の振動は、耳小骨（ツチ骨、キヌタ骨、アブミ骨）を介して内耳に伝わる。

(　　　) ㉔内耳にある骨迷路と膜迷路の内部はリンパ液で満たされ、そこで空気の振動からリンパ液の振動に変わる。

(　　　) ㉕内耳は蝸牛、前庭、半規管から構成され、半規管は聴覚に関係する。

(　　　) ㉖頭の回転を感知するのは前庭であり、頭の傾きを感知するのは半規管の役割である。

(　　　) ㉗においを感知するのは、上鼻甲介の天井部分にある嗅細胞である。
(　　　) ㉘嗅覚は空気中にある揮発性の化学物質を、味覚は水溶性の化学物質を識別している。
(　　　) ㉙味を感知するのは、舌の粘膜にある味蕾とよばれる受容器の中の味細胞である。
(　　　) ㉚舌の前２/３は舌咽神経が、舌の後１/３は顔面神経が味覚情報を伝える。
(　　　) ㉛すべての感覚情報は視床で中継される。

Chapter

7 動く

問題1 動物だからこそ活躍する骨格筋

次の文章の空欄に、適切な語句を語句群から選び、記入しなさい。
［語句群（複数回の使用可）］ アクチン　ミオシン　横紋　骨格　心　随意　不随意　内臓　平滑　体性　自律

生物が生命を維持するためのエネルギーをつくるためには、栄養素とそれを燃やす酸素が必要です。そのためには、栄養素を供給するのは消化管という①＿＿＿＿を動かす筋肉、酸素を供給するのは胸郭を動かす呼吸筋、そして、酸素と栄養素を全身に運搬するポンプ力を提供するのは②＿＿＿＿**筋**の収縮が欠かせません。さらに、酸素は呼吸すれば、労せず摂取できますが、光合成により栄養素を自給できる植物と異なり、動物であるヒトは③＿＿＿＿**筋**を収縮させ手足を動かして、狩猟、農耕作業、調理や食事をせざるをえません。

筋は、能動的な収縮により付着する骨格、皮膚、内臓などを動かす**筋線維**（**筋細胞**）の集合体である筋組織で、筋線維の中、つまり細胞質には細長いひも状の筋原線維がたて方向に詰まっています。筋原線維は電子顕微鏡でみると、④＿＿＿＿＿＿＿＿**フィラメント**という細いフィラメントと⑤＿＿＿＿＿＿＿＿**フィラメント**という太いフィラメントからできています。

手足を動かす③筋は2つのフィラメントが規則正しく並んでいて横に縞模様があるように見えるので、⑥＿＿＿＿**筋**とよびますが、心臓を除く⑦＿＿＿＿を動かす筋では2つのフィラメントの並び方が不規則で表面がつるんとして見えるので、⑧＿＿＿＿**筋**とよびます。心臓という内臓の壁をつくる心筋は⑨＿＿＿＿がありますが、細胞の構造や機能において骨格筋と異なる点が多く、骨格筋とは別に区分されます。

これら3つの筋肉のうち、「意思で動かすことができる筋肉」を⑩＿＿＿＿**筋**、一方、「意思で動かすことができない筋肉」は⑪＿＿＿＿**筋**とよび、それぞれの筋の収縮は⑫＿＿＿＿**神経**、⑬＿＿＿＿**神経**により支配されています。ちなみに、呼吸筋は胸郭というかご状の⑭＿＿＿＿を動かす筋肉で、⑮＿＿＿＿**筋**です。

表7-1　筋肉の分類

解剖学的分類【横紋の有無】			機能的分類【支配神経、収縮】
横紋あり	横紋筋	骨格筋	体性神経支配、随意筋
		心筋	自律神経支配、不随意筋
横紋なし	平滑筋	平滑筋	

問題2 骨格筋が可能にするさまざまな動き

次の文章の空欄に、適切な語句を語句群から選び、記入しなさい。
[語句群] 20 30 40 50 60 維持 運動 直接 間接

骨格筋は全身に大小400種類以上あり、筋肉全体の①＿＿～＿＿%を占めています。「歩く、泳ぐ、走る、滑る」など、日常のあらゆる②＿＿＿＿にかかわっています。飛んでくるボールを追いかけキャッチするのも、顔面の筋肉の動きで喜怒哀楽の感情を表現するのも、骨格筋の働きです。

また、通常は意識されることがない動き、たとえば、体重の負荷に対抗して「立つ」「座る」といった動作や姿勢の③＿＿＿＿にも、絶えず骨格筋が働いています。

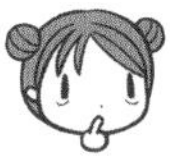
身体を動かすには、骨も動かさないといけないわけですよね？

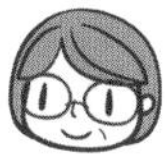
もちろんよ。動くためには関節を曲げたり伸ばしたり、という運動も必要です。ただし、骨は筋肉と違って、脳や神経が④＿＿＿＿支配しているわけではありません

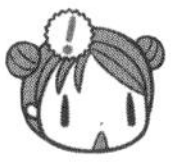
えっ、じゃあ、どうやって動かすんですか？

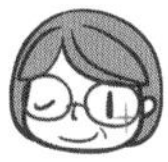
骨は、筋肉の動きにつられて動くだけ。つまり、筋肉が骨を動かしているの

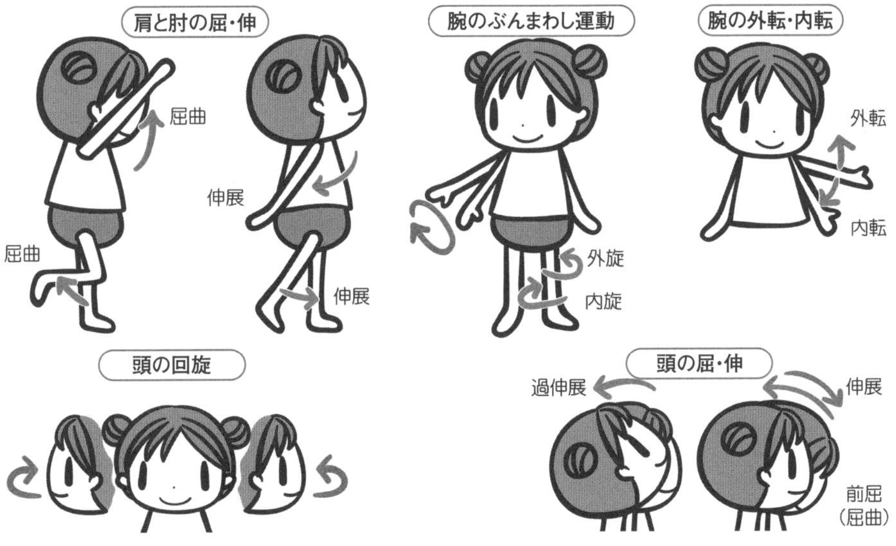

図7-1 身体の主な動作

問題3 骨の機能

次の文章の空欄に、適切な語句を語句群から選び、記入しなさい。
［語句群］ 100 200 300 凝固 溶解 支持 造血 貯蔵 増加 低下 保護 侵襲

成人の骨格は、およそ①＿＿＿＿個の骨で構成されています。骨の形や大きさはさまざまで、エンドウ豆くらいのものもあれば、長さ60cmという大きさの骨もあります。

骨の最も基本的な役割は、重い身体を②＿＿＿＿することにあります。コンクリートの建物が鉄筋の骨組みで支えられているように、私たちの身体も、骨格という骨組みで支えられています。丈夫で頑丈な骨は、脳や内臓などやわらかな器官を③＿＿＿＿する役目も負っています。また、骨髄では日々、新しい血液細胞がつくられています。④＿＿＿＿は、骨の重要な機能の1つです。

骨はさらに、カルシウムを⑤＿＿＿＿する便利な倉庫にもなります。カルシウムは、神経系の情報伝達や筋肉の収縮、血液の⑥＿＿＿＿などに欠かせない物質であり、血液中のカルシウム濃度が⑦＿＿＿＿すると、骨に蓄えられたカルシウムが血液中に放出されます。

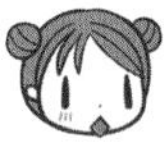

骨ってただ、身体を支えているだけかと思っていました。
実はいろいろな機能があるんですね

そうよ。カルシウム濃度の調節に
骨が関係しているなんて意外でしょ？

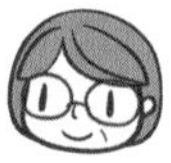

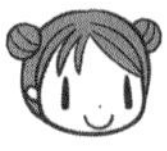

それにしても、骨があるのと、ないのとでは、
運動のしかたにどういう違いが出てくるんだろう？

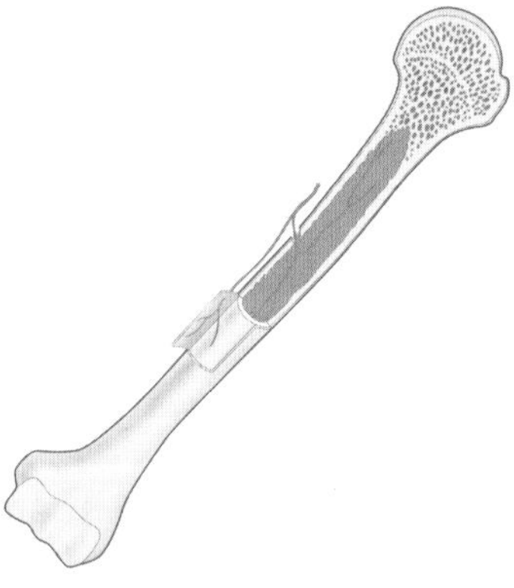

図 7-2 骨の働き

問題4 二足歩行を可能にした脊椎の形成

次の文章の空欄に、適切な語句を語句群から選び、記入しなさい。
［語句群（複数回の使用可）］ 前弯　後弯　椎骨　椎間板

脊椎、つまり背骨の原形は脊索とよばれる、弾力のある棒のような組織だったといわれています。脊索はヒトの胎児にも現れますが、やがて骨に置き換わり、脊椎ができていきます。

脊椎を構成するのは、①＿＿＿＿とよばれる円柱の形をした骨で、弾力性のある②＿＿＿＿を挟んで縦につながっています（**図 7-3**）。脊椎は、支柱として胴体を支えるだけではなく、頭や腕、脚などがつく幹のような役目も果たします。脊椎ができたおかげで、動物たちはそれまでの生物になかった、さまざまな運動をこなせるようにもなりました。鳥の翼や、動物の四つ足は、そうした運動装置の一例です。

人間の場合、成長とともに脊椎は弯曲し始め、頚椎が③＿＿＿＿、胸椎が④＿＿＿＿、腰椎が⑤＿＿＿＿でS字状のカーブを描くようになります。私たちは、こうしてカーブした脊椎と、それに付随した頭や腕、脚などをフルに使って、バランスをとりながら、二足歩行しています。

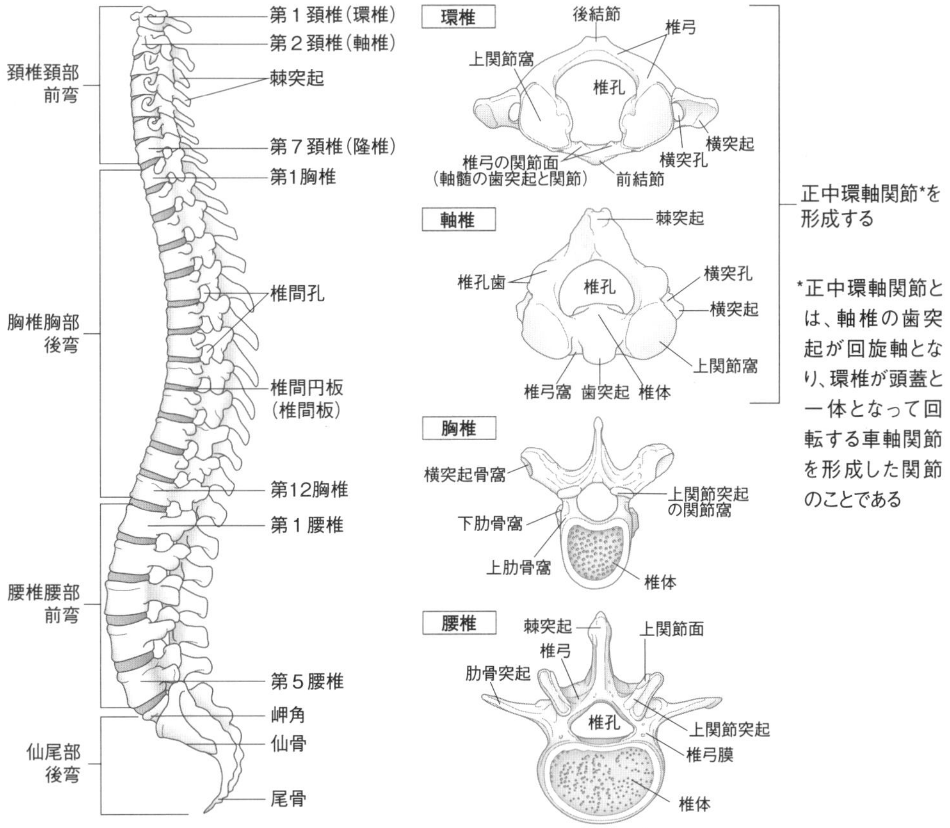

図 7-3　脊椎

問題5 筋肉と骨をつなぐ腱、骨と骨をつなぐ関節

次の文章の空欄に、適切な語句を語句群から選び、記入しなさい。
［語句群（複数回の使用可）］ 滑膜 可動 不動 関節 靭帯 関節包 腱 骨格 前腕 軟骨

①＿＿＿＿とは、筋肉の両端にあって、②＿＿＿＿筋と骨とをつないでいる部分です。太い線維でできた組織で、もともとは筋肉が硬くなったものだと考えられます。

③＿＿＿＿筋は、④＿＿＿＿があることで、骨をテコのようにして大きなパワーを生み出すことができます。働きを知るために、指をしっかり曲げて、握りこぶしをつくってみてください。⑤＿＿＿＿の筋肉が太くなるのがわかりましたか？

実は、手の指を動かす筋肉は、１つは手のひら、もう１つは⑥＿＿＿＿にあり、指そのものにはありません。前腕から指先へと伸びる腱は、前腕の筋肉の動きと指の骨をつなぐ役目をしています。また、腱があるおかげで、指そのものに太い筋肉をつけなくても、細やかな動きが可能になります。

⑦＿＿＿＿は、強い帯状の線維の束でできていて、骨と骨とをつないでいます。骨と骨があたる部分にはやわらかな⑧＿＿＿＿があり、そのまわりは丈夫な袋（⑨＿＿＿＿）で包まれています。

袋の内面は滑らかな膜（⑩＿＿＿＿）でおおわれ、その膜からは潤滑油のようになめらかな液が分泌されて、関節の滑りをよくしています。

⑪＿＿＿＿にはそれぞれ⑫＿＿＿＿範囲があり、動く方向は決まっています。

骨の形だけではなく、関節を支える⑬＿＿＿＿も、その動く方向を制限しています。⑬は丈夫なすじですが、伸びたり縮んだりはしません。この部分を損傷すると、関節の動きが不安定になり、運動に支障が出てきます。

関節には動かない関節もあって、
それは⑭＿＿＿＿関節とよばれています

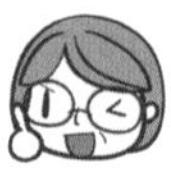

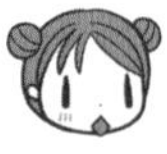

動かないのに、関節なんですか？

この関節はもともと、骨と骨が線維性の組織で結合したもので、動くための関節とはちょっと違うの。典型的なのは頭蓋骨ね。頭蓋骨はもともと別々の骨が結合して、成長とともに１枚の骨のようになっていくのよ

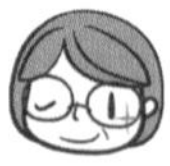

問題 6 関節の種類

図の空欄に、適切な語句を語句群から選び、記入しなさい。
［語句群］ 鞍 球 車軸 楕円 蝶番 平面 肘 肩 股

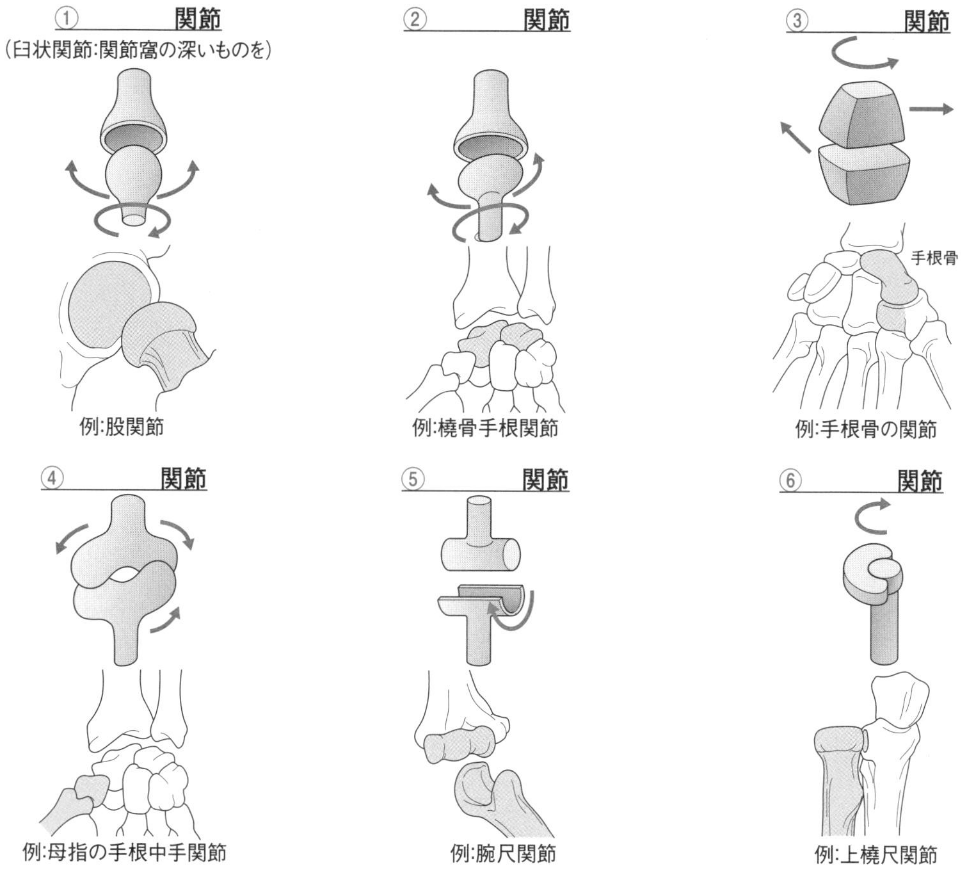

図 7-4 関節の種類

関節は、上記のほかに結合する骨の数による分類があります。**単関節**（2つの骨がつくる関節）には、上腕骨と肩甲骨がつくる⑦ **関節**、大腿骨と寛骨がつくる⑧ **関節**があり、**複関節**（3つ以上の骨がつくる関節）には上腕骨、撓骨、尺骨がつくる⑨ **関節**があります。

また、運動軸による分類として、1軸性関節（屈伸のように1軸のみを中心に動く）、2軸性関節（前後と側方への屈伸のように2軸を中心に動く）、多軸性関節（前後屈と側屈に回旋も行うように、3軸以上を中心に動く）があります。

問題7 骨格筋の動きを操る大脳皮質からの指令

次の文章の空欄に、適切な語句を語句群から選び、記入しなさい。
［語句群（複数回の使用可）］ 自律　運動　視床　小脳　前頭葉　大脳基底核

骨格筋を自由自在に操れるのは、身体の運動をつかさどる①＿＿＿＿神経が骨格筋を支配しているからです。逆にいうと、神経を通じて送られる大脳皮質からの指令がなければ、骨格筋はうんともすんとも動きません。

骨格筋が収縮するメカニズムを、順を追って簡単に説明しましょう。「動こう」という意思はまず、大脳皮質の②＿＿＿＿にある運動連合野で形成されます。それが③＿＿＿＿と④＿＿＿＿へ伝えられ、ここで運動のプログラムが立てられます。「えっ、わざわざプログラムを立てるの？」と思うかもしれません。

しかし、このプログラムが大事なのです。簡単な動きでも、実際には多くの筋肉の協調を必要とします。ですから、一つひとつの筋肉の動きをあらかじめ計画して、どの筋肉をどれだけ動かせばよいか決めておかないと、身体の動きがバラバラで、運動してもその目的を達成することはできません。

⑤＿＿＿＿と⑥＿＿＿＿でプログラムされた動きは、⑦＿＿＿＿を通って運動野に戻され、運動野はそのプログラムをもとに、⑧＿＿＿＿神経を介して、動かしたい筋肉だけに収縮の指令を出します。

立つ、座る、モノを投げるといった運動はすべて、
こうして可能になります。
ただし、⑨＿＿＿＿に病変があると
プログラムにミスが生じて、思うように動けないの

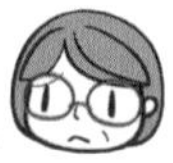

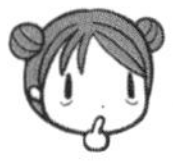

思うように動けないって、
どうなるんですか？

モノを取ろうとしても、手が目標物に届かなかったり、
行過ぎたりするのよ

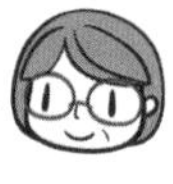

問題8 運動神経が通る2つの経路

次の文章の空欄に、適切な語句を語句群から選び、記入しなさい。
［語句群（複数回の使用可）］ アセチルコリン　延髄　下行路　視床　小脳
神経筋接合部　神経終末　随意　不随意　大脳基底核　中脳、レンズ核

大脳から骨格筋へ信号が流れる経路（①＿＿＿＿＿＿）には、錐体路と錐体外路の２つがあります。

錐体路（皮質脊髄路）は、内包とよばれる、②＿＿＿＿＿＿〔尾状核、③＿＿＿＿＿＿（被殻、淡蒼球）〕と④＿＿＿＿＿＿の間の狭い場所を通ります。脳幹に入ると、経路の大部分が⑤＿＿＿＿＿＿の錐体で交叉して反対側に入り、脊髄のそれぞれのレベルで運動神経と接続し、筋肉に向かいます（**図7-5**）。

運動指令が比較的ストレートに骨格筋に届く錐体路に対し、錐体外路は、視床、大脳基底核、⑥＿＿＿＿＿＿、⑦＿＿＿＿＿＿、延髄などを中継し、骨格筋に届きます。錐体路以外の経路という意味で、解剖学的に錐体外路と名づけられ、視蓋脊髄路や前庭脊髄路、網様体脊髄路、赤核脊髄路などがあります。

一般に、錐体路は⑧＿＿＿＿＿＿**運動**、錐体外路は⑨＿＿＿＿＿＿**運動**に関与しているといわれています。しかし、両者は常に一緒に働き、意思による運動指令が錐体路を流れると、錐体外路が運動の速度や組み合わせ、いろいろな筋の力の入れ具合などを微妙に調整します。歩行時には意識的に足を前に出しますが、このとき、同時に錐体外路から流れる指令で無意識に腕を振ったり、身体をひねってバランスを取ったりしています。

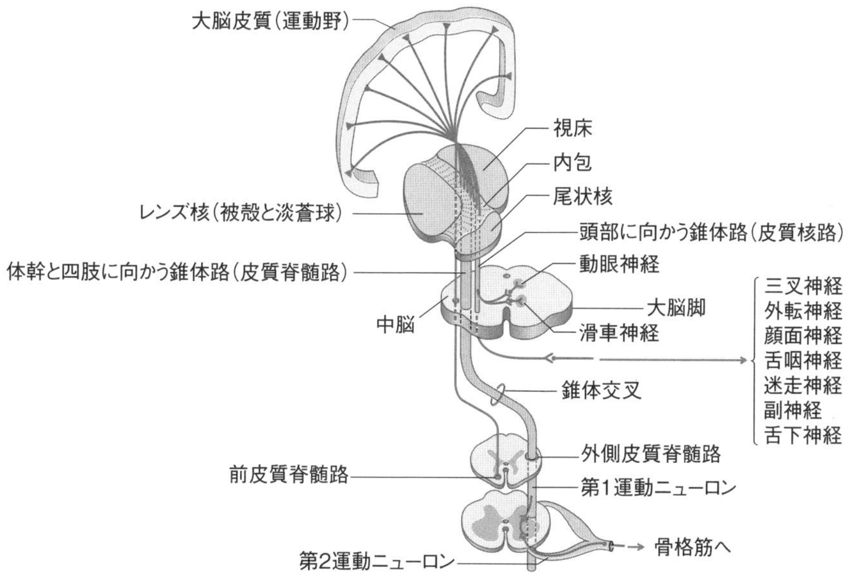

図7-5　錐体路の経路

神経が筋肉を動かすといいますが、それはどんなふうにして可能になるんでしょうか？

運動神経の末端（⑩＿＿＿＿＿＿＿＿）と筋細胞との接続部（終板）は⑪＿＿＿＿＿＿＿＿とよばれ、運動神経を伝った電気信号はまず、ここで化学信号に置き換えられます

化学信号で使われる神経伝達物質はなんですか？

⑫＿＿＿＿＿＿＿＿よ。ちなみに、骨格筋も内臓筋も、筋肉への指令に使われる神経伝達物質は同じなの

放出されると、筋肉はどうなるんですか？

この神経伝達物質は筋細胞にある受容体と結合して、筋線維に活動電位を発生させるの。これが、筋肉を収縮させるきっかけになります

脳から運動神経、そして筋肉へという流れはだいたい理解できました。でも、そもそも筋肉が収縮するってどういうことなんでしょうか。ゴムのように伸び縮みするってわけじゃないですよね？

うーん、それを説明するにはまず、骨格筋の構造を知ってもらう必要がありそうね

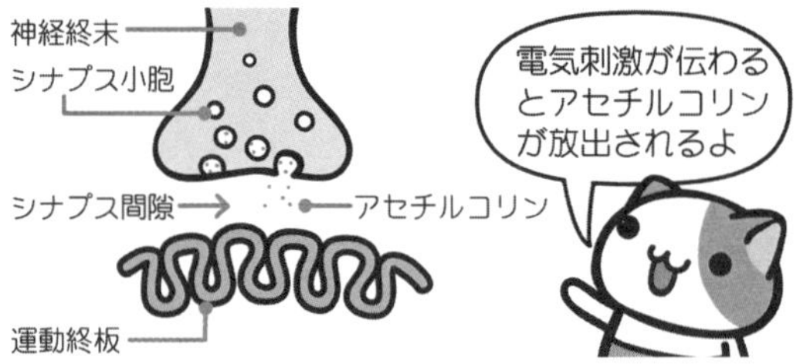

図 7-6　神経伝達物質の放出

問題9 骨格筋の構造、縞模様を作る2種類の線維

次の文章の空欄に、適切な語句を語句群から選び、記入しなさい。
また［　　　］内の適切な語句を選びなさい。
［語句群（複数回の使用可）］　筋　筋原　太い　細い　A　I　H　Z

骨格筋を構成しているのは多数の筋線維（筋細胞）です。1つの筋線維は直径10～100μm、長さ10～100mmですが、細胞質には数百から数千本の収縮性のある①＿＿＿＿**線維**がぎっしり詰まっており、長軸に沿って並んでいます。

この線維をよく見ると、暗く見える部分（暗帯＝②＿＿＿＿**帯**）と明るく見える部分（明帯＝③＿＿＿＿**帯**）があり、縞模様を形成しています。縞模様を形成しているのは、2種類の線維（フィラメント）です。アクチンというタンパク質でできている［④　**太い**　　**細い**　］線維をアクチンフィラメント、ミオシンというタンパク質でできている［⑤　**太い**　　**細い**　］線維をミオシンフィラメントとよびます（**図 7-7**）。

2種類の線維の並びを模式化した図7-7を見てほしいの。まずは、A帯の中央にある、H帯という細い縞に注目して

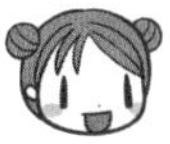

左右のアクチンフィラメントの隙間ですね

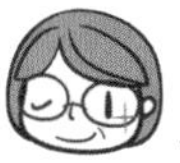

そう。実は筋肉が収縮して短くなるのはこの部分だけ。2種類の線維の長さは、まったく変わらないの

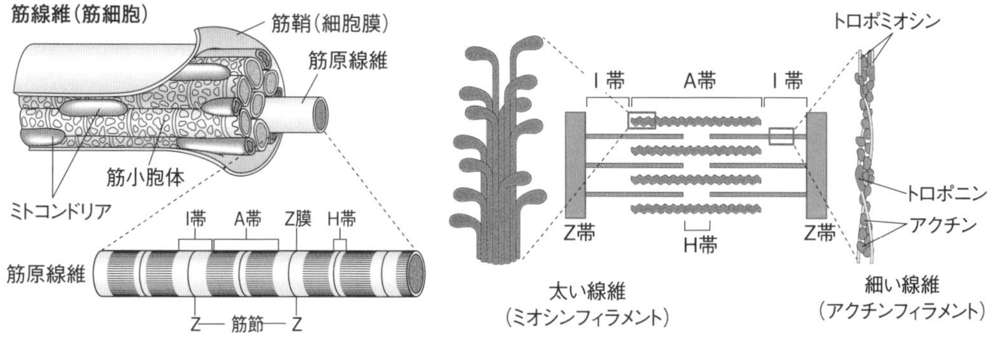

図 7-7　骨格筋の微細構造

問題10 筋収縮の動きはトランプをきるイメージ

> **次の文章の空欄に、適切な語句を語句群から選び、記入しなさい。**
> **[語句群（複数回の使用可）]　アクチン　ミオシン　筋原　筋節　A　H　I　Z**

筋収縮の動きは、トランプの束を２つに分けて、交互にパラパラときっていく様子をイメージしてもらえばわかりやすいかも知れません。トランプを２つに分けて横に並べると、見た目には倍の長さになりますが、それを切って交互に重ねていくと、トランプ１枚分の長さに戻ります。

筋肉の収縮もこれと同じです。筋肉が弛緩した状態では、ミオシンフィラメントは①＿＿＿＿**帯**にあり、アクチンフィラメントは②＿＿＿＿**帯**とA帯のH帯以外の部分にあります。筋肉が収縮すると、③＿＿＿＿＿＿**フィラメント**が両側から滑り込んできて、④＿＿＿＿**帯**の幅がちょうど消えてしまいます（**図 7-8**）。

あたかも筋肉全体が伸びたり縮んだりしているようにみえながらも、実は１本１本の筋原線維の長さは同じまま、ということです。

なるほど。筋肉が収縮するって、そういうことだったんですね

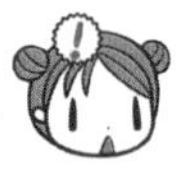

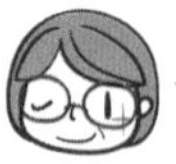

ちなみに、I帯の中央にはZ線があり、Z線とZ線の間を⑤＿＿＿＿とよびます。筋節は、骨格筋の機能的な構成単位になるのよ

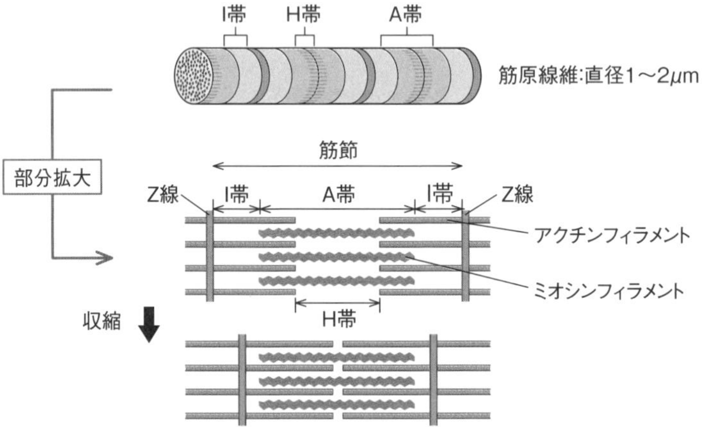

図 7-8　筋収縮の仕組み

問題11 筋肉の収縮とカルシウムの関係

> **次の文章の空欄に、適切な語句を語句群から選び、記入しなさい。**
> **［語句群（複数回の使用可）］ アクチン　ミオシン　ナトリウム　カルシウム**
> **細胞膜　神経筋接合部　トロポニン**

筋肉の収縮には、神経伝達物質のアセチルコリンが関係している、とお話ししました。厳密にいうと、アセチルコリンは筋収縮のきっかけをつくるだけで、収縮そのものを起こすわけではありません。どういうことか、説明しましょう。

運動神経からの信号が①＿＿＿＿＿＿＿＿＿に到達すると、神経細胞の末端からアセチルコリンが放出され、それが筋肉の②＿＿＿＿＿＿を刺激します。

その刺激は、筋肉細胞内にある筋小胞体から③＿＿＿＿＿＿＿＿**イオン**を放出させ、そのイオンが④＿＿＿＿＿＿＿＿**フィラメント**上の⑤＿＿＿＿＿＿＿＿というタンパク質に結合すると、ミオシンフィラメントとアクチンフィラメントの連絡橋が形成されます。

筋肉を収縮させるのは、この連絡橋の存在です。連絡橋が形成されると、ミオシンフィラメントの頭部がアクチンフィラメントを引き寄せ、アクチンフィラメントがミオシンフィラメントの間に滑り込んできます（**図 7-9**）。

筋肉が収縮するためには、アセチルコリンだけではなく、カルシウムイオンの助けも必要なんですね

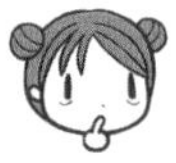

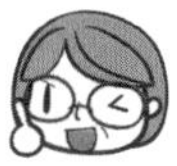

では、筋肉運動の仕組みのおさらいに筋肉と骨格がどのように連携しながら、私たちの身体を動かしているのか、肘関節の運動を例にとって、説明するわ

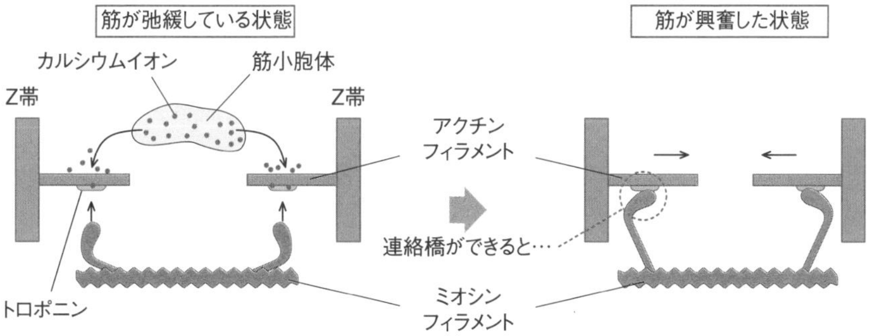

図 7-9　興奮と筋収縮

問題12 肘関節の屈伸運動

次の文章の空欄に、適切な語句を語句群から選び、記入しなさい。
［語句群（複数回の使用可）］ 屈曲　伸展　回旋　二頭　三頭　四頭

解剖学では、肩関節と肘関節の間を上腕、肘関節と手関節の間を前腕といいます。肘関節を介した上腕と前腕がつくる角度が180度になることを①＿＿＿＿＿、180度より小さくなることを②＿＿＿＿＿とよびます。

肘関節の屈伸運動でポイントになるのは、上腕の内側にある**③上腕＿＿＿＿筋**と外側にある**④上腕＿＿＿＿筋**です。これらの筋肉はどちらも、腱を介して肩関節と肘関節を超え、骨格についています。

中枢神経から運動神経を通り、「腕を曲げろ」という指令が届くと、**⑤上腕＿＿＿＿筋**が収縮します。筋肉が発達している人の場合、このとき力こぶができます。⑤が収縮すると、その外側の筋肉―**⑥上腕＿＿＿＿筋**―は同時に弛緩し、それによって前腕の骨格が引っ張られて腕が曲がります。これが、筋肉の収縮によって肘関節が曲がる仕組みです（**図7-10**）。肘関節を伸ばすときは、この逆になります。

注目すべきは、中枢神経からの指令は、収縮させたい筋肉にしか届かないということです。弛緩の命令は下りません。脳は腕を曲げたいと思うときは、**⑦上腕＿＿＿＿筋**へ、伸ばしたいときは**⑧上腕＿＿＿＿筋**へ「収縮しろ」と命令するだけです。

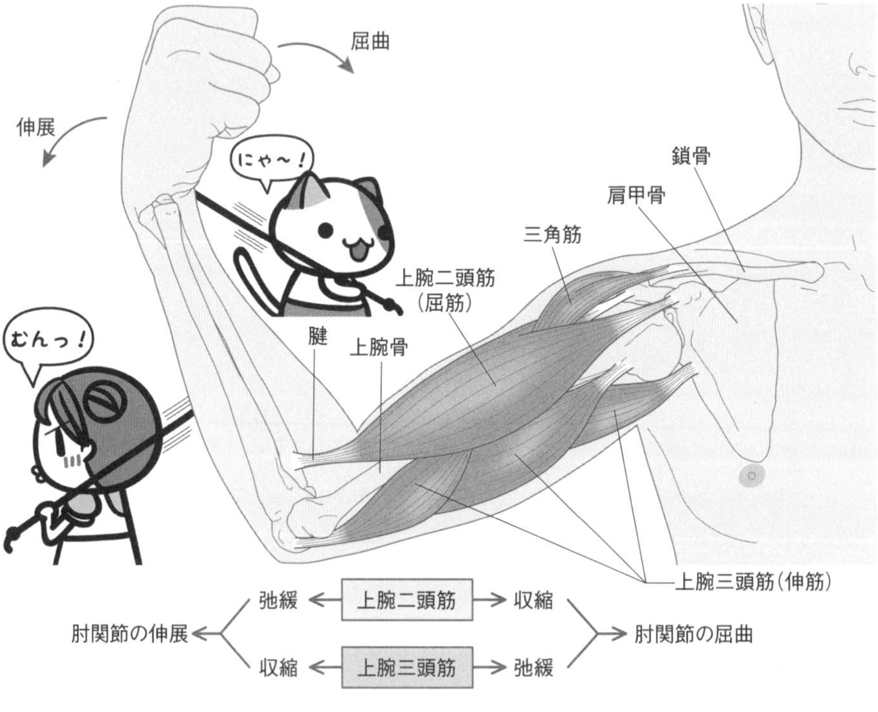

図7-10　肘関節の屈伸運動とその仕組み

問題13 筋肉を動かすエネルギー源

次の文章の空欄に、適切な語句を語句群から選び、記入しなさい。
[語句群（複数回の使用可）]　2　4　TCA　ATP　筋細胞　クレアチンリン　ピルビン　フマル　酸素　二酸化炭素

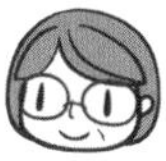

ところで、運動するとエネルギーを消費しますね。そのエネルギーって、どこから調達すると思う？

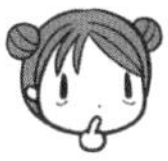

エネルギーの源はATPだから、栄養素を酸化させて取り出すんじゃなかったでしたっけ？

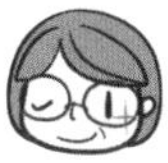

そうね。筋肉にはもともと、ATPが蓄えてあります。でもね、蓄えてあるATPはほんのわずか。それだけじゃ、はげしい運動や長時間の運動には耐えられないのよ

筋肉を動かせば、ATPが消費されます。しかし、①＿＿＿＿＿＿に蓄えられたATPはそれほど多くありません。ATPが消費されるのみで補充されないと、筋肉が5～6回収縮しただけで、エネルギーが尽きてしまいます。では、私たちはどうやって、長時間の運動に必要なエネルギーを獲得しているのでしょうか？

身体はまず、筋肉に蓄えた糖（グリコーゲン）を使います。それを分解することで、必要なATPを取り出すのです。分解のプロセスは2段階に分けられます。1段階目は②＿＿＿＿＿＿を使わない（嫌気性）解糖系とよばれるプロセス。グリコーゲンから③＿＿＿＿＿＿**酸**を作り出す過程で、1分子のグルコースから④＿＿＿＿＿＿**分子**のATPを取り出します。もう1つは、筋肉に貯蔵しておいた⑤＿＿＿＿＿＿**酸**を使います。運動時にATPが消費されてADPが増えるので、⑤**酸**はリン酸基をADPに渡してATPに再合成します。この反応はカール・ローマン（Karl Lohman、1934）により発見されたため、ローマン反応とよばれています。

さらにATPが必要な場合は、今度は解糖系によってできた⑥＿＿＿＿＿＿**酸**をミトコンドリアの中で酸素を使って分解することで、ATPを取り出します。これが、先の反応の2段階目で、クエン酸回路（⑦＿＿＿＿＿＿**回路**）です。

はげしい運動で筋肉への酸素の供給が間に合わなくなると、⑧＿＿＿＿＿＿**酸**から**乳酸**がつくられます。乳酸の生成過程に生じる水素イオンと乳酸が放出する水素イオンによって、筋肉のpHが酸性になることが疲労の蓄積の理由の1つになっています。

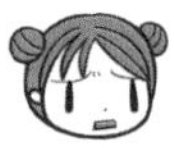

それにしても、いつ、どうやってエネルギーが使われるんだろう？　どうもイメージできません

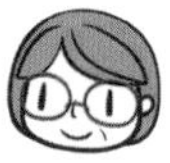

筋肉がATPを必要とするのは、ミオシンフィラメントがアクチンフィラメントを引き寄せるときよ。
そこでATPは消費されるの

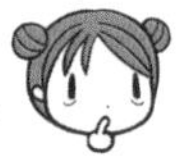

ATPを消費するのは、収縮時だけですか？

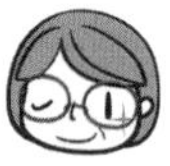

いいえ、弛緩時にもエネルギーは必要よ

問題14　カルシウムの回収にもATPは必要

次の文章の空欄に、適切な語句を語句群から選び、記入しなさい。
[語句群（複数回の使用可）]　アクチン　ミオシン　筋小胞体　筋節　連絡橋

まずは、弛緩のメカニズムをみてみましょう。

筋肉の弛緩は、脳からの指令が止まることでスタートします。すると、カルシウムイオンが①＿＿＿＿＿＿**フィラメント**から離れ、2種類の線維をつなぐ②＿＿＿＿＿＿がなくなります。③＿＿＿＿＿＿**フィラメント**の間に滑り込んでいた④＿＿＿＿＿＿フィラメントはもとの位置へと戻り、これによって⑤＿＿＿＿＿＿は、もとの長さに戻ります。

以上が筋肉弛緩のメカニズムですが、注目してほしいのは、⑥＿＿＿＿＿＿**フィラメント**から離れたカルシウムイオンの行方です。実はこのカルシウムイオンは、再び⑦＿＿＿＿＿＿に回収され、再利用されます。ATPが使われるのは、まさにこのとき。エネルギーを使ってカルシウムイオンを回収することで、筋肉は収縮と弛緩を持続的に繰り返すことができるようになるのです。

問題15　骨格筋と熱

次の文章の空欄に、適切な語句を語句群から選び、記入しなさい。
[語句群（複数回の使用可）]　1/2　3/4　2/5　熱　老廃物　呼吸　体温

筋肉が収縮すると、その副産物として①＿＿＿＿＿＿が発生します。筋肉を収縮させる動力源としてATPが使われると、そのエネルギーの②＿＿＿＿＿＿が③＿＿＿＿＿＿となって放出されるのです。

こうして発生した熱は、正常な④＿＿＿＿＿＿を維持するために使われます。骨格筋は、最大の体熱供給源でもあるのです。

Chapter 7 動く ○× 確認問題

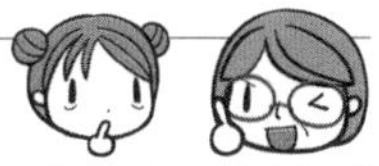

「動く」に関する記述です。正しいものには○を、間違っているものには×をつけなさい。

(　　　) ①内臓筋は平滑筋ともよばれ、随意的にコントロールができる。
(　　　) ②骨格筋は横紋筋ともよばれ、随意的にコントロールができる。
(　　　) ③心筋は横紋筋でできているため、随意的にコントロールができる。
(　　　) ④成人の骨格は、約200個の骨で構成されている。
(　　　) ⑤骨の役割は、身体の支持、脳や内蔵の保護、造血、カルシウムの貯蔵などである。
(　　　) ⑥脊椎は頚椎、胸椎、腰椎、仙骨、尾骨からなり、頚部と胸部は前弯している。
(　　　) ⑦筋肉の両端にあり、骨格筋と骨をつないでいる部分を靭帯という。
(　　　) ⑧骨と骨をつなぐ部分を関節といい、骨と骨があたる部分にはやわらかな軟骨がある。
(　　　) ⑨関節を包む関節包の内面は、線維膜でおおわれている。
(　　　) ⑩骨格筋は、運動神経によって支配されている。
(　　　) ⑪骨格筋は、大脳皮質の側頭葉にある運動連合野からの指令によって動かされる。
(　　　) ⑫大脳から骨格筋へ信号が流れる下行路には、錐体路と錐体外路の２つある。
(　　　) ⑬筋原線維に見られる縞模様は、アクチンフィラメントとミオシンフィラメントの２つからなる。
(　　　) ⑭筋収縮は、アクチンフィラメントが両側から滑り込んできて起こる。
(　　　) ⑮筋収縮には、アセチルコリンとナトリウムイオンが必要である。

Chapter

8 守る

問題1 非特異的防御機構と特異的防衛機構

> **次の文章の空欄に、適切な語句を語句群から選び、記入しなさい。**
> **［語句群］　特異的　特定　自己　非自己　非特異的　獲得　自然**

私たちは出生すると、すぐに体内に侵入し、略奪しようと群がる敵に包囲されながら一生を送ることになります。しかし、生体には、生まれながらにして備わっている防御する力があり、広い意味ではこれを、免疫とよんでいます。免疫とは、自己の構成成分以外の成分を①＿＿＿＿＿＿と認識し、それを生体から排除しようとする作用です。これは身体がもつ重要な防衛機構であり、一種のホメオスタシスともいえます。

異物が最初に接近しようとする皮膚・粘膜は無傷であれば、難攻不落の城壁のようにさまざまな防備を備え、異物からの攻撃に耐えられるようにつくられている第1防衛ラインです。しかし、どこかの城壁が崩れると①が体内に侵入してきます。それに立ち向かうのは白血球が活躍する第2防衛ラインです。

この2つ防衛ラインは、異物であれば相手を選ばずなんでも攻撃するので②＿＿＿＿＿＿**防御機構**といいます。また、生まれながら先天的に備わっているので③＿＿＿＿＿＿**免疫**ともいいます。

病原体がこの2つの防衛ラインを破って侵入すると、異物は血流に乗って全身に広がり出すと始動する第3の防衛ラインです。この防衛ラインがうまく稼働すれば発症せずに済みます。しかし、発症した場合でも、この病原体をしっかり認識して、同じ病原体が侵入してきたときには素早く対応できます。ただし、一度は侵入してきたことがある特定の病原体だけ、言い換えると決まった相手にしか働かないために、④＿＿＿＿＿＿**防御機構**とよばれています。また、第3の防衛ラインは生後、病原体と出会い、それを記憶するという経験から後天的に得られるので、⑤＿＿＿＿＿＿**免疫**ともいいます。

免疫という言葉は「疫病を免れる」からきているので、生体防御機構全体を広い意味で免疫ととらえることもできます。しかし。もともとは「同じ病気にはなりにくい」からきており、狭い意味では第3防衛ラインだけを指します。

ただし、この防衛機構には弱点があります。相手を記憶するといっても、かなり細かいところにこだわっており、ちょっと相手の風貌が変わると認識しなくなります。何度もインフルエンザウイルスに罹るのは、インフルエンザウイルスにはA型、B型など種類があります。これは遺伝子構造が少し違うので外観も違うからです。同じ型でもときどき遺伝子の変異を起こします。

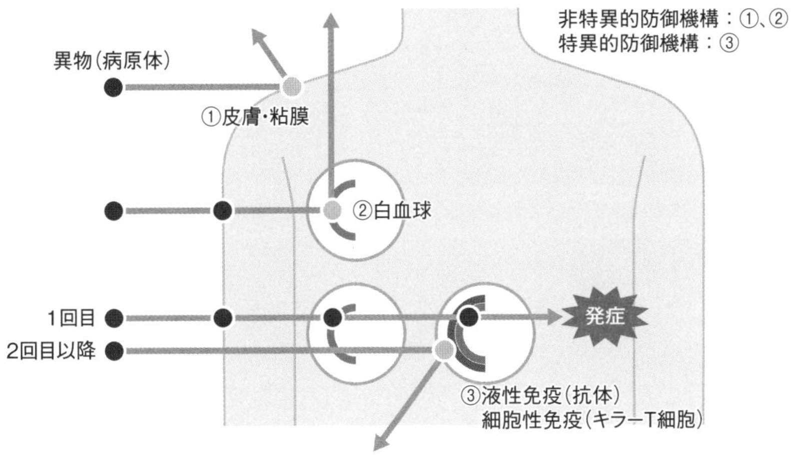

図 8-1　生体防御の３つの防衛ライン

問題 2　生まれたときから一緒の常在細菌叢

次の文章の空欄に、適切な語句を語句群から選び、記入しなさい。
［語句群］　塩酸　酸性　脂肪酸　弱酸性　常在細菌叢　デーデルライン桿菌
乳酸　リゾチーム　リパーゼ　弱アルカリ性

母親の胎内で、ヒトは無菌状態で発育し、出生を迎えます。経腟分娩すると、産道でまず出合うのが母親の腟粘膜に棲む微生物たちです。

私たちは出生直後から、外界や母乳、人工乳中に存在する微生物と接触したり、これを摂食したりしながら生活しています。その結果、私たちの体表や体内には、微生物が常在的に棲みつくようにもなります。このように、生まれた直後から身体に棲みついている細菌集団を①＿＿＿＿＿＿＿＿＿＿とよびます。これらは腸や口の中、上気道、皮膚、腟などに存在し、防御機構の有能な“助っ人”として働きます。

たとえば、皮膚表面に棲みついた常在菌は②＿＿＿＿＿＿という酵素をつくり、皮脂腺から分泌された脂肪を分解することで、③＿＿＿＿＿＿＿を生成します。そのため、皮膚の表面はいつも④＿＿＿＿＿＿＿（pH4.5～6.6）です。酸には殺菌作用もあるため、病原細菌の侵入を防ぐバリアになります。

同じように、胃の粘膜は強力な酸である⑤＿＿＿＿＿＿とタンパク質分解酵素を分泌し、食物とともに胃に入った細菌は、この胃液によって殺菌されます。また、腸内に棲みつく常在菌たちは、コレラ菌や赤痢菌属、サルモネラ属などの下痢原性細菌に拮抗して働き、これらの細菌による感染を防いでくれます。

女性の場合、思春期以降に増える女性ホルモン（エストロゲン）の作用によって、腟粘膜の細胞に蓄積されるグリコーゲンが常在菌（⑥＿＿＿＿＿＿＿＿＿＿）によって分解され、⑦＿＿＿＿＿が産生されます。これにより腟内は⑧＿＿＿＿＿＿となり、他の細菌の増殖を抑えてくれています。

表 8－1　非特異的防御機構（第 1 防衛ライン）

正常な皮膚	酸	皮膚の分泌物は皮膚の常在菌により脂肪酸に分解され、皮膚の表面を弱酸性（pH4.5 ～ 6.6）に保つことで、細菌の発育を阻止している
	ケラチン	酸やアルカリ、細菌由来の酵素に対して強い保護作用をもつ
正常な粘膜	粘液	気管や消化管で微生物を捕捉する
	鼻毛	鼻腔を通る微生物を捕捉する
	線毛	塵芥を含んだ粘液を気道から外に出す
	胃液	濃い塩酸とタンパク質分解酵素を含み、胃に侵入してきた病原体を破壊する
	腟内の酸性環境	女性の生殖器において、細菌や真菌の増殖を抑制する
	涙液・唾液の分泌	涙液は持続的に眼を潤し、清浄化する。唾液には口腔内を清潔に保つ働きがある（唾液の自浄作用）。それぞれ微生物を分解するリゾチームという分解酵素を含んでいる

皮膚や粘膜に常在菌がいてくれるおかげで、後から入ってきた病原細菌が大きな顔をしたり、爆発的に増殖することはできないしかけになっているわけね

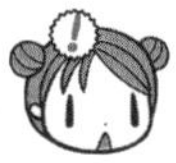

なるほど、敵の敵は味方ですね

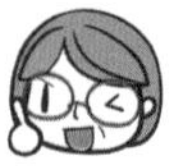

似たような守りはほかにもあって、たとえば目のまわり。涙には、細菌の細胞膜を分解する⑨＿＿＿＿＿＿という酵素が含まれていて、眼結膜は涙で常に洗浄されているので、菌が繁殖することはないの。それに尿道口。
ここにもたくさんの常在菌が存在していますが、排尿によって常に洗い流されていれば、膀胱にまで上がってくることはありません

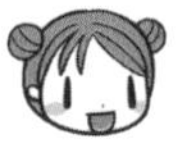

涙や尿も、守りに関係しているんだ

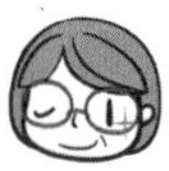

それだけじゃないのよ。たとえば皮膚の表面にある角質。古くなると垢になって剥がれ落ちるんだけれど、これも細菌の侵入や繁殖を防ぐのに役立っているの

問題3 侵入してきた敵をたたく白血球

次の文章の空欄に、適切な語句を語句群から選び、記入しなさい。
［語句群］ 凝集 血管外遊走 好中 好酸 好塩基 サイトカイン 単 バリア 粘膜 リゾチーム アセチルコリン

皮膚や粘膜といった体表の①＿＿＿＿＿はとても頑丈で、めったに侵入を許すことはありません。しかし、けがをして、皮膚や②＿＿＿＿が切れたり破れたりすると、そこから細菌が深部組織に侵入してしまうことがあります。このような場合、次の防衛部隊として、**白血球**が活躍します。白血球は、10～50℃の範囲であれば、アメーバのように動きまわることができます。血液に乗って移動し、侵入者を見つけると、毛細血管壁を通り抜け、侵入者のほうへと移動します。この現象を、白血球の③＿＿＿＿＿＿＿といいます（**図8-2**）。

白血球は、どうやって侵入者をみつけるんですか？

組織が破れたり、感染したりすると、まるでSOSを出すみたいに④＿＿＿＿＿＿とよばれる化学物質が出てくるの。これが引き寄せ役になるのね

白血球は、どれくらいのスピードで侵入者のところに到着するんだろう？

白血球の移動速度は、1分間あたり27～29μmといわれています。ちなみにいちばん速く移動できるのは⑤＿＿＿＿球ね

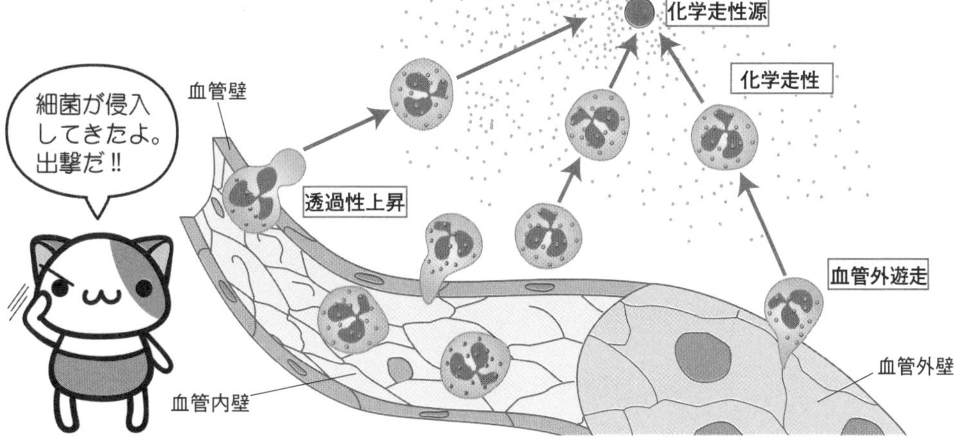

図8-2 白血球の血管外遊走（第2防衛ライン）

問題4　白血球の働き

次の文章の空欄に、適切な語句を語句群から選び、記入しなさい。
また［　　］内の語句の正しいほうを選びなさい。
［語句群（複数回の使用可）］　顆粒　好塩基　好酸　好中　食細胞　タンパク質　単　マクロファージ　無顆粒　リンパ　NK　T

白血球はまず、細胞の中につぶつぶがある①＿＿＿＿＿球と、つぶつぶのない②＿＿＿＿＿球に分けられます。さらに①球のうち、酸性の色素に染まるものを③＿＿＿＿＿球、塩基性の色素に染まるものを④＿＿＿＿＿球、中性の色素に染まるものを⑤＿＿＿＿＿球とよび、区別しています。つぶつぶのない②球は、⑥＿＿＿＿＿球と⑦＿＿＿＿＿球に分類されます。

ロシア人の微生物学者、イリヤ・イリイチ・メチニコフ（1845～1916）は1884年、白血球が細菌を捕らえて食べることを発見しました。以来、白血球は⑧＿＿＿＿＿ともよばれています。顆粒球にあるつぶつぶの中身はリソソームで、⑨＿＿＿＿＿**分解酵素**のアルカリプロテアーゼを含み、摂取した細菌を分解して消化します。

また、⑩＿＿＿＿＿球はとりわけ大きなものを飲み込むので、血管から出ると⑪＿＿＿＿＿（**大食細胞**）とよばれます。リンパ球は後に詳しく説明する抗原—抗体反応に関係しています。

白血球を**食作用**（**貪食作用**）の盛んな順に並べると、**好中球**＞⑫＿＿＿＿＿球＞⑬＿＿＿＿＿球＞⑭＿＿＿＿＿球＞好塩基球の順になり、食作用の50～70％は好中球が担っています。好中球は、主として小さな細菌を処理する係で、5～25個の細菌を処理した後は死滅しますが、その後は膿となって残ります。

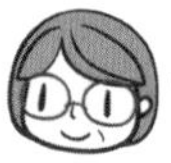

実はね、白血球が攻めるのは、外からやってくる侵入者だけではないの。なかには、体内に発生した自己の組織に由来する異物成分を攻撃する細胞もあるのよ。これをナチュラルキラー細胞（⑮＿＿＿＿＿細胞：略号）といいます

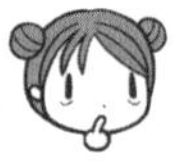

ナチュラルキラー？

ナチュラルキラー細胞は、1975年に発見された、比較的新しい細胞です。その働きはまるで、一匹オオカミの殺し屋のようです。常に体内を単独でパトロールし、がん細胞やウイルスに感染した細胞など、もともとは自分でも、異物のようになってしまった細胞を見つけると、単独ですばやく処理してしまいます。ナチュラルキラー細胞の活性は加齢とともに［⑯　**増強**　　**減退**　］するので、高齢になるほどがん発生率が高くなるのもうなずけます。

問題5 白血球と血小板の寿命

次の文章の空欄に、適切な語句を語句群から選び、記入しなさい。
［語句群（複数回の使用可）］ 顆粒 単球 無顆粒球 リンパ球 10 80 120

白血球のうち、①＿＿＿＿**球**の寿命は比較的短いようです、血液中に４～８時間、組織に出て４～５日間は存在しているようですが、感染が起こると、それによって自分自身も破壊されるので、その寿命は数時間ともいわれます。②＿＿＿＿**球**も血液中には10～20時間程度しか存在しないようです。組織に入ると、マクロファージという巨大な細胞になって、数か月から数年間とどまるともいわれています。③＿＿＿＿**球**は組織と血液中を何度も循環し、100～300日の寿命といわれています。血小板の寿命は④＿＿＿**日**程度です。

問題6 抗原−抗体反応って、なんだ？

次の文章の空欄に、適切な語句を語句群から選び、記入しなさい。
［語句群（複数回の使用可）］ 1 2 3 抗原 抗体 特異的 非特異的

私たちは、侵入しようとする敵を玄関先で追い払う皮膚・粘膜の①**第＿＿防衛ライン**も、これを越えて侵入した異物を排除する②**第＿＿防衛ライン**も相手を選びませんが、特定の敵だけに働く③**第＿＿防衛ライン**とは、具体的にどのようなものでしょうか？

古代ローマ時代から、ある感染症に１度かかってしまえば同じ感染症には２度とはかからないという**２度なし現象**が知られていました。ペスト患者の看護が許されたのは、１度ペストに感染したのち、回復した人だけだったといいます。

この２度なし現象は、血液中に④＿＿＿＿ができるため、この④が病原体を認識して結合し、マクロファージ、好中球などの貪食細胞を活性化させて、異物（病原体）を排除する現象なのです。ワクチン接種するということは、この２度なし現象を作り出すことなのです。

④がつくられるためには、まず、異物（病原体）が１回体内に侵入し、身体がそれを記憶しなければなりません。④をつくる免疫反応を引き起こす侵入者を、⑤＿＿＿＿とよびます。

このような**抗原−抗体反応**は、もともと身体が「自分」と「自分でないもの」を区別するために発達したと考えられます。つまり「自己」と「非自己」を区別して、「非自己」を排除しようとする仕組みです。

ある抗原によってつくられた抗体は、その抗原に対してのみ反応し、ほかの抗原には反応しないため、⑥＿＿＿＿＿**防御機構**といいます。

問題7 液性免疫と細胞性免疫

> 次の文章の空欄に、適切な語句を語句群から選び、記入しなさい。
> ［語句群（複数回の使用可）］ 液性　抗原　抗体　細胞性　リンパ球

①________に対して特定の②________がつくられ、それによって生体を防御する仕組みを③________**免疫**ともよんでいます。④________**球**のうちのB細胞が形質細胞に分化して抗体を産生します。

もう一つ、生体内に侵入してきた病原体に対しては、⑤________**球**のうちのT細胞やNK細胞それ自体が直接攻撃をしかけることもあります。こちらを⑥________**免疫**とよびます。

⑦________**免疫**と⑧________**免疫**は、通常どちらか一方だけが働くのではなく、両方が同時に、協調して働いています（**図 8-3**）。

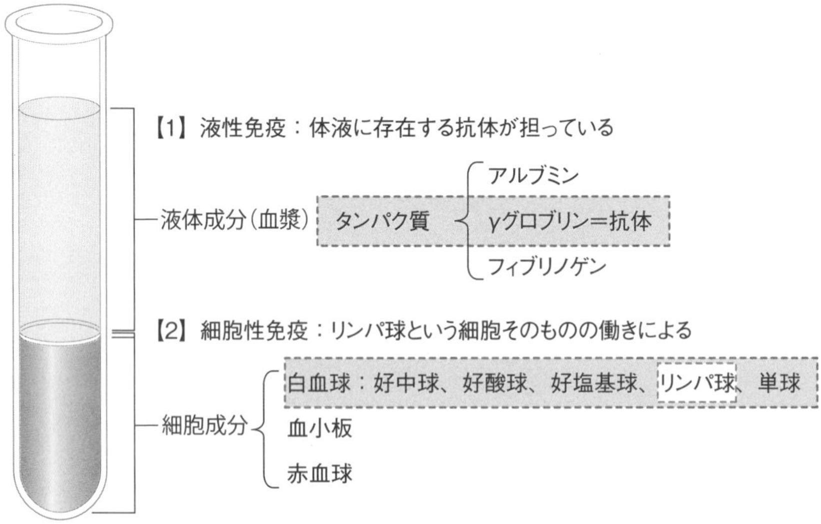

図 8-3　液性免疫と細胞性免疫

先生、ちょっと待ってください。
T細胞、B細胞ってなんですか？

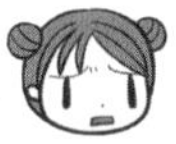

T細胞、B細胞はリンパ球の種類なの。
それぞれ成熟する場所が違うので、
呼び方も違えば、もっている機能も
違っています

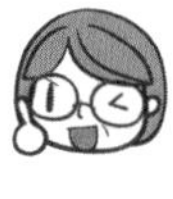

問題8　血液はどこで生まれるか

次の文章の空欄に、適切な語句を語句群から選び、記入しなさい。
［語句群］　黄色骨髄　骨髄　赤色骨髄　赤血球　多能性幹細胞　白血球

白血球や赤血球、血小板といった血球の生成はまず、胎生３週目頃、卵黄嚢の中胚葉性細胞で始まります。その後、胎生１～２か月頃からは肝臓や脾臓でも血球がつくられ、肝臓においては、出生数週間前まで活発に生成が続きます。胎生４か月目頃になると、骨髄でも血球がつくられ、７～８か月目には肝臓や脾臓での生成を上まわるようになります。以後、骨髄での血球生成はさらに盛んになり、出生直後から生後４歳くらいまでは、ほとんど全身の①＿＿＿＿＿で血球がつくられます。

造血作用は成長するにつれ、四肢末端の長管骨から弱くなります。思春期では、大腿骨や脛骨、上腕骨などの長管骨で血球がつくられていますが、20歳を過ぎると、長管骨のほとんどで生成は止まります。ただし頭蓋骨、骨盤、胸骨、脊椎骨、肋骨ではその後も長く、血液細胞がつくられます。造血作用が盛んな骨髄は見た目から②＿＿＿＿＿とよばれますが、生成が止まった骨髄は脂肪細胞に置き換えられ黄色くなるため、③＿＿＿＿＿とよばれます。

成人の場合は、白血球も赤血球も血小板も骨髄でつくられます。なかでも、④＿＿＿＿＿のうち、免疫にかかわる細胞を免疫細胞とよびますが、それはみな、骨髄の中にある⑤＿＿＿＿＿という１種類の細胞から派生したものです

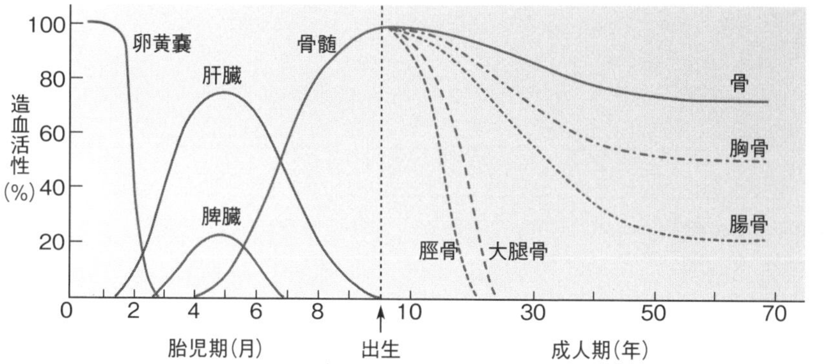

(Wintrobe, M.M.: Clinical Hematology. Lea & Febiger, 1993より改変)

図 8-4　造血の変遷

問題9　リンパ球の学校——胸腺

次の文章の空欄に、適切な語句を語句群から選び、記入しなさい。
[語句群]　B　T　胸腺　キラーT　骨髄　制御性T　ヘルパーT　免疫　拒絶
CD　TCR

①＿＿＿＿でつくられたリンパ球は、そのままでは未熟で使い物になりません。その未熟なリンパ球のほとんどが向う学校が②＿＿＿＿です。

胸腺（thymus）は胸の真ん中にある白っぽいプヨプヨした臓器です。10歳代前半で最大になり、約35gに達しますが、性成熟後は小さくなり、老人になると痕跡を残すくらいになってしまいます。

胸腺の働きが明らかになったのは、1900年代半ばのことです。マウスの胸腺を取ると伝染病に罹りやすくなったり、胸腺をとったマウスにヒツジの赤血球を注射しても抗体ができなかったりしたことから、胸腺が③＿＿＿＿**反応**を起こすために必須の臓器であることがわかってきました。

胸腺で成熟したリンパ球は、thymusの頭文字をとってTリンパ球（④＿＿**細胞**）とよばれます。胸腺では多くの未熟なリンパ球がひしめき合って教育されていますが、実際にそこを出て活躍できるのは一部のエリートだけ。卒業できるのはなんと、胸腺に入ったリンパ球全体の５％以下に過ぎません。

胸腺を卒業していくT細胞は、それぞれ得意な仕事を身につけています。

⑤＿＿＿＿＿＿＿**細胞**は免疫反応を助け、⑥＿＿＿＿＿**細胞**はそれを抑えます。また、殺し屋専門の細胞もいて、それは⑦＿＿＿＿＿＿**細胞**とよばれています。

訓練を終えたリンパ球は、
卒業証書をもらうのよ

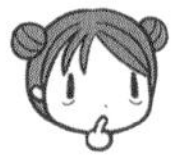

卒業証書？

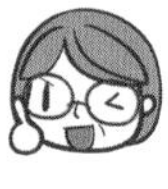

まあ、リンパ球として成熟している証明のようなもので、
T細胞抗原受容体（T cell receptor）、
略して⑧＿＿＿＿とよばれています

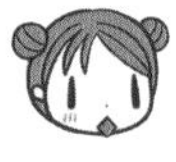

それは、どういうものですか？

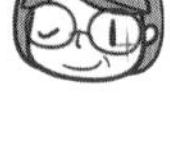

ある種の分子と思ってくれればいいわ。こうした分子には国際的に統一した番号が付けられていて、CD（cluster of differentiation）とよばれています。ヘルパーT細胞と制御性T細胞にはCD4分子、キラーT細胞にはCD8分子などが細胞表面に出てくるの

問題10 Bリンパ球、抗体製造マシーン――形質細胞

次の文章の空欄に、適切な語句を語句群から選び、記入しなさい。
［語句群（複数回の使用可）］ 形質 肥満 抗原 抗体 液性 細胞性 B T ヘルパーT キラーT メモリー

リンパ球のうち、Bリンパ球（① ＿＿＿＿ **細胞**）はニワトリの消化器官に相当するファブリキウス嚢（bursa of Fabricius）で初めて発見されました。そのため、bursaの頭文字をとってB細胞とよばれています。

ニワトリを使った実験では、ヒヨコのうちにファブリキウス嚢を除去すると、② ＿＿＿＿ **免疫**は損なわれませんが、③ ＿＿＿＿ 産生が低下することが示されています。人間にはファブリキウス嚢は存在しないため、いまのところ、骨髄がファブリキウス嚢と同じ役割を果たしているのではないか、と考えられています。

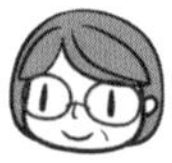

抗原に対応する④ ＿＿＿＿ をつくるのは、リンパ球のB細胞が分化してできた⑤ ＿＿＿＿ **細胞**です。B細胞は、「抗体」分子を受容体としてもっていて、⑥ ＿＿＿＿ が侵入してくると、その刺激によって分化し、次々と抗体を産生します。

一方、形質細胞に分化しなかったB細胞は、記憶細胞（⑦ ＿＿＿＿ **細胞**）となり、入ってきた抗原を記憶します。これによって、次に同じ抗原が侵入してきたときにも、すばやく反応することができるのです。

B細胞に抗原の侵入を知らせるのは⑧ ＿＿＿＿ **細胞**です。この細胞からの連絡を受けるとB細胞はすぐに分裂を始め、抗体産生細胞の⑨ ＿＿＿＿ **細胞**へと分化していきます。

問題11 抗体の基本構造

次の文章の空欄に、適切な語句を語句群から選び、記入しなさい。
[語句群（複数回の使用可）] 可変部 血液 血清タンパク質 抗原 抗体 定常部 即時型 遅延型 胎盤通過性 ヒスタミン 免疫グロブリン IgA IgD IgE IgG IgM

抗体は、①＿＿＿＿＿＿＿＿(immunogloblin：Ig) ともよばれます。②＿＿＿＿＿＿＿＿のγグロブリンに相当します。その基本構造は、２本の重鎖（heavy chains：H鎖）と２本の軽鎖（light chains：L鎖）でできています。H鎖とL鎖、およびH鎖とH鎖の間はジスルフィド結合（S-S結合）で結ばれており、４本の鎖が結合すると、全体としてT字型、あるいはY字型となります（**図 8-5**）。

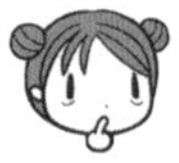

ジスルフィド結合ってなんですか？

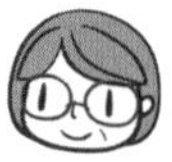

タンパク質とタンパク質、あるいはタンパク質内の分子どうしの結び方の一種と考えてくれればいいわ

抗体は、その構造上、Fab領域とFc領域に分けられます。③＿＿＿＿＿と結びつくことができるのは、Fab領域です。また、一方の端には抗体の種類によって形の違う可変部（V領域）があり、他方にはほとんど同一の構造をもつ定常部（C領域）が存在します。④＿＿＿＿＿＿は、たとえるなら鍵の取っ手になります。ですから、ここはどの抗体でも同じ形をしています。

一方、鍵にたとえられる⑤＿＿＿＿＿＿は、抗体の種類によって形が違います。H鎖とL鎖の可変部が抗原結合部位となるため、どのような抗原と結合するかによって、その部分の形が違ってきます。

１つの抗体には、抗原と結合する部位が必ず２か所あります。そして、可変部の違いにより、免疫グロブリンは、IgG 、IgM 、IgA 、IgE 、IgD の５つのクラスに分けられます。

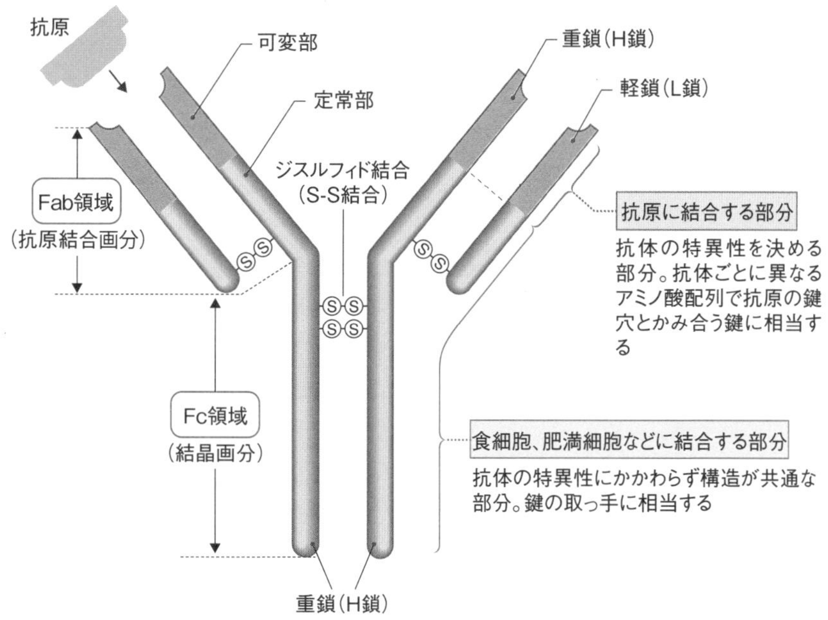

図 8-5　抗体の基本構造

免疫グロブリンの種類

⑥＿＿＿＿：分子量は約16万。正常人の免疫グロブリンの70～75％を占め、最も多い抗体である。⑦＿＿＿＿＿＿＿＿があり、⑧＿＿＿＿を介して母親から胎児へと受け渡される。

⑨＿＿＿＿：分子量は約19万。気道、消化管粘膜、リンパ節などの局所でつくられる。Ⅰ型アレルギー反応（⑩＿＿＿＿＿＿**アレルギー反応**）を起こすレアギン抗体であり、組織中の肥満細胞や末梢血中の好塩基球と結合し、細胞表面上でアレルゲンと反応して⑪＿＿＿＿＿＿などの化学伝達物質を放出し、Ⅰ型アレルギー反応を起こす。

IgD：分子量は約19万。末梢血中のリンパ球の膜表面に存在する。正確な機能についてはよくわかっていない。

⑫＿＿＿＿：分子量は約100万。正常人の免疫グロブリンの10％を占める。通常、５量体の形で存在し、それぞれのFc部分はJ鎖によって結合されている。抗原結合部が多いため、IgGと比べて赤血球凝集能、細菌凝集能、溶血能、殺菌能なども高い。抗原刺激後の早い時期（３日前後）から出現する。

IgA：血清IgAと分泌型IgAの２つがある。分泌型IgAは外分泌液中（唾液、涙、気管支分泌液、鼻汁、前立腺液、腟分泌液、腸管分泌液）に含まれていて、それぞれの局所粘膜における防御機能を担っている。分泌型IgAは２量体の形で存在し、分泌成分とJ鎖によって結合している。分子量は39万。

問題12 免疫反応の流れ

次の文章の空欄に、適切な語句を語句群から選び、記入しなさい。
[語句群（複数回の使用可）]　免疫　アレルギー　キラーT　抗原提示　好中　好酸　好塩基　サイトカイン　制御性T　食作用　T　B　ヘルパーT　マクロファージ　免疫グロブリン　オプソニン

ここで、免疫反応の流れについておさらいしてみましょう（**図8-6**）。

病原体などの異物が体内に侵入した場合、最初に攻撃を仕掛けるのは歩兵隊にあたる①＿＿＿＿＿**球**と②＿＿＿＿＿＿＿（単球）でした。これらは細菌などをとらえて食べる細胞であり、敵とみればなんでも食べてしまうのが、大きな特徴です。

このうち、③＿＿＿＿＿**球**の寿命は短く、ある程度食べてしまうと、限界がやってきて自滅していきます。その後を引き受けるのがマクロファージで、彼らは前線で好中球と一緒になって異物を食べ続けますが、その④＿＿＿＿＿は好中球よりずっと長持ちします。

マクロファージはまた、重要な別の役割も負っています。敵をその触手でとらえ食べつくした後、細胞表面にさらなる応援を頼むための旗印を立てる、つまり、「ここに敵がいるぞ」とほかの細胞に知らせるのです。この仕組みを⑤＿＿＿＿＿＿＿といい、その後の免疫反応につながっていきます。

マクロファージが立てた旗に気づいたT細胞が、今度は動き出します。最初に動くのは、作戦参謀役の⑥＿＿＿＿＿＿＿**細胞**。マクロファージと結合し、作戦指令書を配ります。作戦指令書とは、⑦＿＿＿＿＿＿＿と総称される情報伝達物質の一種で、ほかのT細胞やB細胞は、この作戦指令書を受け取ることで動き出し、マクロファージを助けます。

次に、この作戦司令を受けて、⑧＿＿＿＿＿**細胞**は、活性化され抗体を産生する形質細胞に分化し液性免疫を、⑨＿＿＿＿＿＿＿**細胞**は活性化され細胞性免疫を担当します。

まず、抗体は細菌やウイルスなどの病原体と結合することで、食細胞の食欲をそそり、⑩＿＿＿＿＿＿により病原体を処理してもらいます。この働きを⑪＿＿＿＿＿＿＿＿**効果**といいます。また、ウイルスは生きた細胞に侵入して増殖しますが、抗体が結合すると中に入れなくなります。しかし、細胞に侵入してしまったウイルスに抗体は手も足も出ません。そこで、病原体に乗っ取られた細胞、つまり感染細胞を丸ごと破壊してしまうのがキラーT細胞です。乗っ取られた自分の細胞、つまり多少の自己を犠牲にしてでも、感染細胞の中でウイルスが増殖して被害が大きくならないようにするためです。このように液性免疫と細胞性免疫はお互いに自分の得意分野を担当しながら協力して敵と戦い、私たちの身体を守ってくれています。

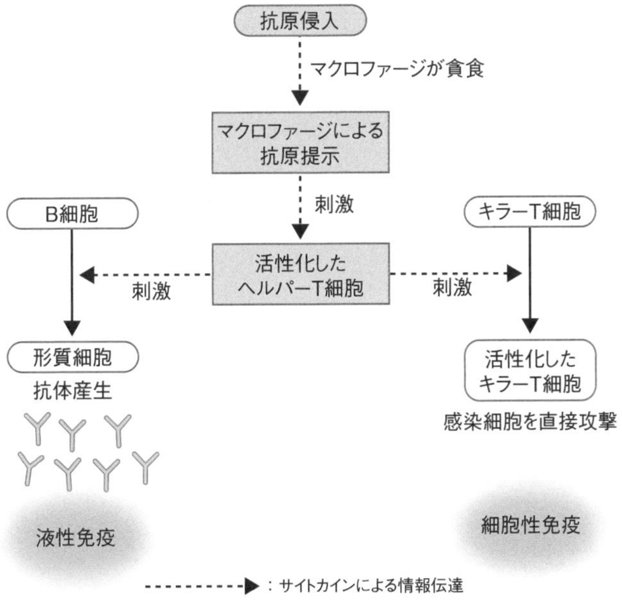

図 8-6　抗原侵入から液性免疫・細胞性免疫への流れ

問題13 細胞がもつ「私」という刻印

次の文章の空欄に、適切な語句を語句群から選び、記入しなさい。
［語句群］ キラーT　ヘルパーT　染色体、ヒト白血球抗原　免疫　HLA　MHC

私たちの身体を構成している約37兆個の細胞すべてには、「自分」を証明する、刻印のようなものが押されています。白血球などの①＿＿＿＿**細胞**は、この刻印によって「自己」と「非自己」を区別しています。生物が「自己」を認識する遺伝子は、主要組織適合遺伝子複合体（②**略語：**＿＿＿＿）とよばれています。人間の場合は③＿＿＿＿（④**略語：**＿＿＿＿）とよばれます。輸血の際に、ABO血液型やRh血液型が合致してもなお副作用が現れることがあり、これがきっかけで発見されました。

HLAは⑤＿＿＿＿のある場所に固まって存在し、自己と非自己を区別する基準となっています。ところが、たまにある種の製造ミスで、この刻印が違ってしまうことがあります。さらに、もともとは自己の刻印をもった細胞でも、がんやウイルスにおかされると、その刻印を見分けることができなくなってしまいます。このような場合、すかさず⑥＿＿＿＿**細胞**がやってきて、間違った刻印のある細胞を殺してしまいます。

問題14 白血病と免疫の関係

次の文章の空欄に、適切な語句を語句群から選び、記入しなさい。
[語句群] 寛解 拒絶 化学 血液型 造血幹細胞 ドナー レシピエント HLA MHC

白血病は血液のがんといわれています。白血病の場合、検査結果が好転し、自覚・他覚症状がほとんど消失しても、完治という言葉を使いません。白血病では完治にあたる状態を、あえて①＿＿＿＿とよんでいます。

治らない病気ではありませんが、より完治した状態に近づけるためには、骨髄移植（②＿＿＿＿＿＿＿＿**移植**）をするしかありません。

骨髄移植では、がん化した自分の骨髄を徹底的に空っぽにし、そこに正常な骨髄細胞を注入します。この場合、注入される骨髄細胞は誰のものでもいいわけではありません。③＿＿＿＿＿＿（骨髄の提供者）と④＿＿＿＿＿＿＿（患者）の⑤**略語：**＿＿＿＿＿が一致していることが絶対条件となります。

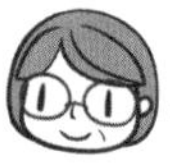

最後に、血液型と輸血についてもお話しておきます。輸血も、実は他人の血液細胞をもらうわけですから、臓器移植と一緒。下手をすると免疫反応が現れて、命を落とすこともあるのよ

輸血された血液を『他人のもの』と判断して、排除しようとしてしまうんですね

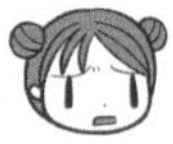

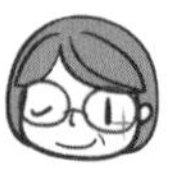

そうなの。こうした免疫反応は⑥＿＿＿＿＿反応といわれていて、臓器移植などではこの反応を抑えることが成功の鍵を握ります

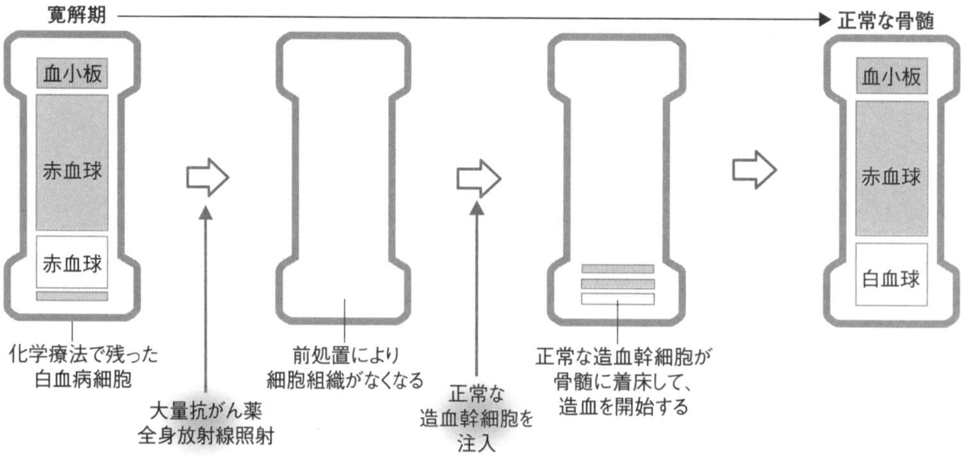

図 8-7 骨髄移植

問題15 輸血の失敗は、抗原―抗体反応によるもの

次の文章の空欄に、適切な語句を語句群から選び、記入しなさい。
［語句群（複数回の使用可）］ 溶解　凝集　凝集原　凝集素　拒絶　抗原―抗体　腎不全　赤血球　白血球　リンパ球

血液型が発見されるきっかけになったのは、カール・ランドシュタイナーが1900年に実施した実験でした。彼は、ある人の血清に他人の①＿＿＿＿を混ぜると、互いに密着してひとかたまりになってしまう場合と、そうでない場合があることに気がついたのです。この発見によって、輸血の失敗は型の合わない血液を使用したためであることが判明しました。ランドシュタイナーはこれにより1930年、ノーベル生理学医学賞を受賞しています。

型の違った血液を混ぜると①がひとかたまりになってしまう原因とは、②＿＿＿＿**反応**によるものです。③＿＿＿＿の膜の表面には、遺伝的に決定された血液型の違いによる④＿＿＿＿（抗原に相当するもの）が存在し、血漿中には⑤＿＿＿＿（④に対する抗体）が存在しています。

血液型の異なる人の血液が輸血されると、それは異物として認識され、赤血球の表面に抗体が結合し、赤血球を⑥＿＿＿＿させます。このようになった赤血球が生体内の細かい血管に詰まってしまうと、生命に危険を及ぼします。

さらに輸血された赤血球が溶血し、ヘモグロビンが血液中に放出されると、それが腎臓の尿細管に詰まり、重篤な⑦＿＿＿＿を生じます。不適合血液型による輸血はほかに、発熱や悪寒・嘔吐などの⑧＿＿＿＿**反応**も引き起こします。

表8-2　血液型と赤血球の凝集

血液型	遺伝子型	凝集原	凝集素	赤血球の凝集（抗A抗体）	赤血球の凝集（抗B抗体）
A	AA、AO	A	抗B抗体	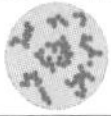 あり	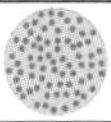 なし
B	BB、BO	B	抗A抗体	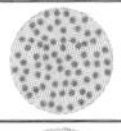 なし	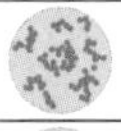 あり
AB	AB	A、B	なし	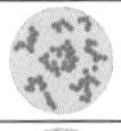 あり	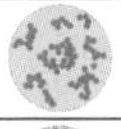 あり
O	OO	なし	抗A抗体 抗B抗体	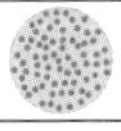 なし	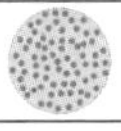 なし

問題16 輸血に必要な交叉試験

次の文章の空欄に、適切な語句を語句群から選び、記入しなさい。
［語句群］ A抗原　凝集原　凝集素　抗A抗体　交叉　抗B抗体　B抗原　免疫

ABO式血液型はA抗原およびB抗原の発現の有無によって決まり、これらの抗原は、メンデルの「遺伝の法則」にしたがって優性遺伝します。血液型は大きく分けてA、B、O、ABの４タイプあります。A型の人は①＿＿＿＿＿を、B型の人は②＿＿＿＿＿をもち、AB型はその両方をもっています。O型は、そのどちらももっていません。

通常の免疫反応では、抗原に遭遇して初めて、それに対応する抗体がつくられます。ところが、血液の抗体は特殊で、抗原に対応してすでに血液中に存在しています。A型の人の血漿には、③＿＿＿＿＿、B型の人の血漿には④＿＿＿＿＿が存在し、O型はその両方の抗体をもっている、というわけです。

血液の抗体がこのように特殊なのは、腸内細菌や新生児が取り込む食物中にAとBに似た抗原があり、それに対応する抗体を急速に生成するためではないか、と考えられています。新生児では抗原の反応が弱く、抗体も十分につくられていないので、正確な血液型がわからないので、出生時に血液型検査をしない産院もあるようです。

AB型の人はかつて、抗A、抗Bのどちらの⑤＿＿＿＿＿ももたないので、万能受血者とよばれていました。同様に、O型はいずれの抗原ももっていないので、どの血液型にも輸血できる万能供血者と考えられていました。

しかし、現在ではこうした考えは間違いとされ、異なる血液型を輸血する「異型血輸血」は、災害など緊急時にかぎられています。大量に異なる血液型の血液が輸血された場合、入ってきた赤血球に存在する抗体が反応を起こし、赤血球を凝集させてしまうおそれがあるからです。

また、同じ血液型でもABO式以外の因子によって凝集することもあるので、現在では必ず⑥＿＿＿＿**試験**をしてから輸血をすることになっています。

Chapter 8 守る ○× 確認問題

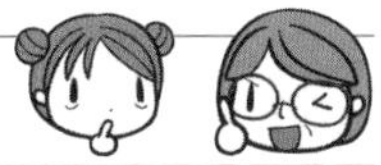

「守る」に関する記述です。正しいものには○を、間違っているものには×をつけなさい。

(　　　) ①免疫とは自己の構成成分以外の成分を非自己と認識し、それを生体から排除しようとする防衛機構である。

(　　　) ②特定の病原体を認識して排除する防衛機構は、非特異的防衛機構とよばれる。

(　　　) ③体内に侵入した異物であれば、相手を選ばず攻撃する防衛機構は、特異的防衛機構とよばれる。

(　　　) ④生まれた直後から身体に棲みついている常在菌は、腸内や口腔内、上気道、皮膚、膣などに存在する。

(　　　) ⑤皮膚の分泌物は皮膚の常在菌により脂肪酸が分解され、皮膚の表面は弱アルカリ性に保たれている。

(　　　) ⑥膣粘膜の細胞に蓄積されるグリコーゲンはデーデルライン桿菌によって分解され、膣内は酸性に保たれる。

(　　　) ⑦白血球は侵入者を見つけると、毛細血管壁を通り抜けて侵入者側に移動する。これを血管外遊走とよぶ。

(　　　) ⑧白血球のうち、顆粒球は好酸球、好塩基球、好中球である。

(　　　) ⑨白血球のうち、無顆粒球は単球とリンパ球である。

(　　　) ⑩白血球の食作用（貪食作用）の盛んな順は、単球＞好中球＞好酸球＞リンパ球＞好塩基球の順である。

(　　　) ⑪体内で発生した自己の組織に由来する異物成分を攻撃する細胞をナチュラルキラー細胞（NK細胞）とよび、加齢とともに増強される。

(　　　) ⑫抗体をつくる免疫反応を引き起こす侵入者を抗原とよぶ。

(　　　) ⑬液性免疫では、リンパ球のうちB細胞が形質細胞に分化して抗体を産生する。

(　　　) ⑭細胞性免疫では、リンパ球のうちT細胞やNK細胞が生体に侵入した病原体に直接攻撃する。

(　　　) ⑮抗体は免疫グロブリンともよばれる。

(　　　) ⑯免疫グロブリンで最も多いのは、IgAである。

(　　　) ⑰白血球をはじめとする全身の細胞には、ヒト白血球抗原（HLA）とよばれる刻印がある。

(　　　) ⑱造血幹細胞移植では、ドナーと（骨髄の提供者）とレシピエント（患者）のHLAが一致していることが絶対条件である。

(　　　) ⑲型の異なった血液を混ぜると赤血球がひとかたまりになってしまう原因は、抗原-抗体反応による。

(　　　) ⑳血液型がA型の人はA抗原を、B型の人はB抗原をもち、AB型の人はその両方をもち、O型の人はいずれももっていない。

(　　　) ㉑A型の人の血漿には抗B抗体が、B型の人の血漿には抗A抗体が存在し、AB型はその両方があり、O型はいずれもない。

Chapter

9 子孫をつくる

問題1 遺伝にかかわるのは、生殖細胞だけ

次の文章の空欄に、適切な語句を語句群から選び、記入しなさい。
［語句群］　アミノ酸　精子　卵子　染色体　タンパク質　DNA

親から子へ、その「形質」—顔や手足の形、皮膚や目の色、血液型など—が引き継がれる現象を遺伝といい、遺伝によって疾患さえも引き継がれてしまいます。遺伝情報は生殖細胞である父親の①＿＿＿＿と母親の②＿＿＿＿がもつ遺伝子により引き継がれます。そして、両親から引き継がれた遺伝子をもとに、体細胞とよばれるほかの細胞が身体を構成する③＿＿＿＿をつくります。

つまり、遺伝子は遺伝子でも、自分と同じものを複製するための遺伝子と、子孫をつくるための遺伝子は、実はちょっと違うのです。

遺伝子は、細胞をつくるために必要な④＿＿＿＿の配列情報が書かれた部分だと習いましたよね。生殖細胞の遺伝子は、これとどう違うんですか？

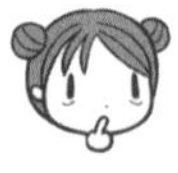

体細胞の遺伝子は、両親がもつ特徴を記憶して、それを③の配列情報に変えているけれど、次の世代にまでそれを伝える機能はないの。ところが、生殖細胞の遺伝子は、自身の特徴を記憶して、それを子どもに受け渡すことができます。これが大きな違いね

うーん、どうして生殖細胞だけそんなことができるんだろう

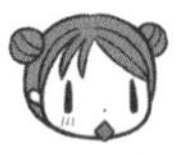

それを理解するにはまず、⑤＿＿＿＿のことを知らなくちゃ

DNAがタンパク質に巻き付いた、ネックレスみたいな、あれのことですよね？

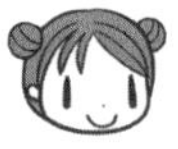

問題2　ヒトの染色体は合計46体

> 次の文章の空欄に、適切な語句を語句群から選び、記入しなさい。
> ［語句群（複数回の使用可）］　減数分裂　受精卵　常染色体　性染色体　卵割
> XX　XY　22　33　44　46　66　68

タンパク質に**DNA**の糸を巻き付け、絡みにくくしたかたまりが**染色体**です。言い換えると、DNAという文字がタンパク質という紙に書かれており、ばらばらにならないようにこれらの紙を束ねて1つの本にしたのが染色体です。染色体という本に書かれたDNAという文字によってつくられる文章のうち、遺伝にかかわる情報を意味する文章を**遺伝子**とよんでおり、染色体には意味のないこともたくさん書かれています。ですから、DNAのすべてが遺伝子ではないのです。

ヒトの身体をつくるために必要な情報としての文章は、①＿＿＿**冊**の本、つまり①**本**の染色体に分割して保存されており、これを1セットとして**ゲノム**とよんでいます。

ヒトの体細胞は両親から1セットずつのゲノムが引き継がれ2セットのゲノム、つまり②＿＿＿**本**の染色体をもっています。このうち、③＿＿＿**本**は、2本ずつ対になったおそろいで、④＿＿＿＿＿とよばれています。男女共通で大きい順に1、2、3と番号がついています。残り2本は男女の性別を決める役割をもつ⑤＿＿＿＿＿で、大きめのX染色体と、小さめのY染色体があります。男性の体細胞では⑥＿＿＿の組み合わせ、女性の体細胞では⑦＿＿＿の組み合わせになっています。

一方、生殖細胞の精子や卵子は成熟過程における⑧＿＿＿＿＿によりゲノムを1セットにして染色体を⑨＿＿＿**本**に減らします。そうすることで、卵子と精子が合体してつくられる⑩＿＿＿＿＿は体細胞と同じ②**本**の染色体をもつことになり、⑩の細胞分裂により両親のそれぞれの遺伝情報をもつ子どもが生まれることになります。

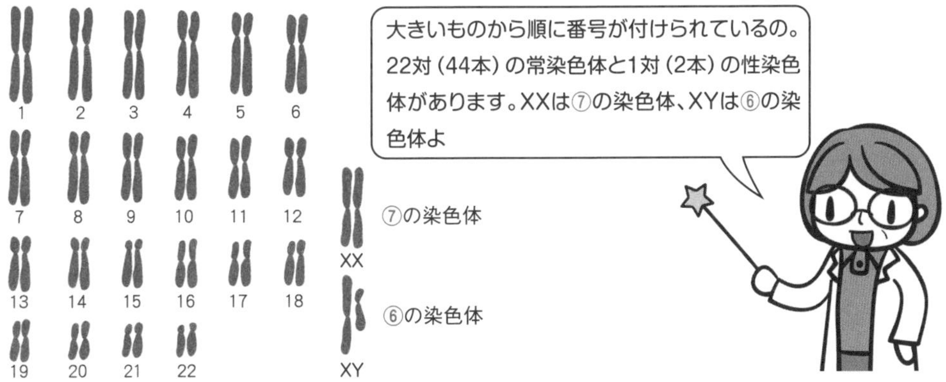

図 9-1　ヒトの染色体

問題3 受精の瞬間に決まる遺伝子的性

> **次の文章の空欄に、適切な語句を語句群から選び、記入しなさい。**
> **［語句群］ 1　2　22　44　46　ターナー　クラインフェルター　翻訳　転写　複写　合成**

生まれてくる子供の性の決定にも減数分裂が関係しています。成熟した精子と卵子がもつ染色体は減数分裂により半減し、①＿＿＿＿**本**の常染色体と②＿＿＿＿**本**の性染色体で合計③＿＿＿＿**本**です。未熟な卵子は体細胞と同じように2本のX染色体をもっていますが、減数分裂で2つの細胞に分離されるので成熟した卵子がもつ性染色体はすべてX染色体です。一方、未熟な精子も体細胞と同じで、X染色体とY染色体を1本ずつもっており、減数分裂で1本ずつ分離され、X染色体かY染色体のどちらかをもつ精子が同数できます。

そして、X染色体をもつ卵子にX染色体をもつ精子が受精すれば、性染色体は④＿＿＿＿となるので女の子、Y染色体をもつ精子が受精すれば、性染色体は⑤＿＿＿＿となり女の子になるので、精子がもつ性染色体により、つまり受精の瞬間に性が決定されます（**図 9-2**）。

しかし、たとえば卵子の性染色体の分離がうまくいかず、片方に2本のX染色体が分配され、これにY染色体をもつ精子が受精すると、性染色体はXXYとなり、⑥＿＿＿＿＿＿＿＿**症候群**という疾患を発症させます。一方のX染色体がない卵子にX染色体をもつ精子が受精すると、性染色体はX染色体1本だけになり、⑦＿＿＿＿＿＿＿＿**症候群**を発症します。

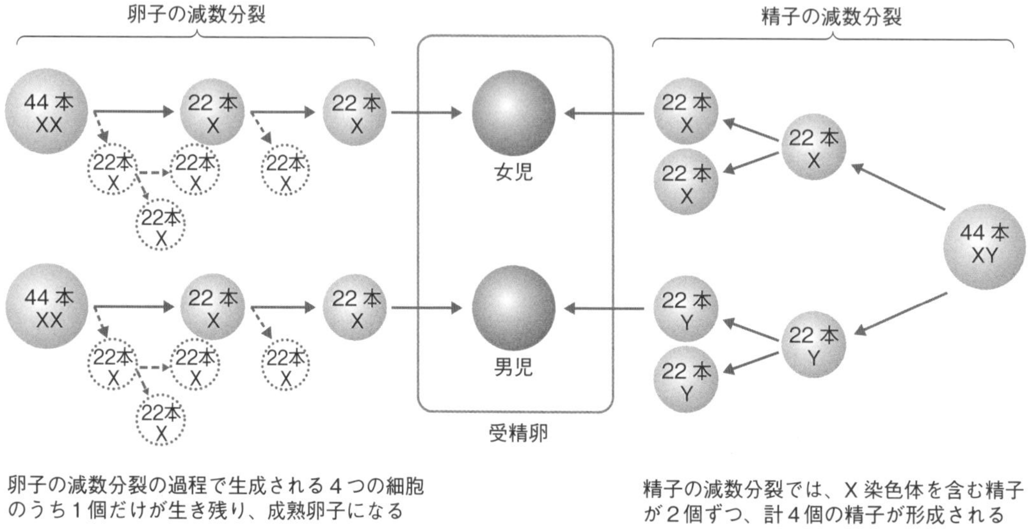

図 9-2　遺伝子的性の決定

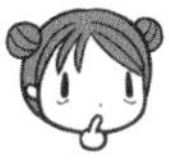

２回の減数分裂で精子は４個出来るのに、卵子は１個しかできないんですか？

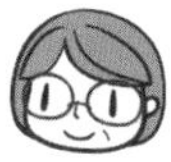

精子の減数分裂では体細胞の分裂と同じように細胞が均等に２つに分かれますが、卵子では、２つに分けれるとき細胞質が一方に偏ってしまい、大きいほうだけが生き残るからです

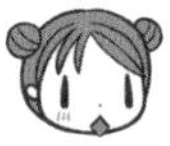

１回目の減数分裂は染色体が46本から23本の半分に減っていますが、２回目に分裂しても染色体の数は減っていませんよ

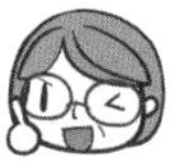

体細胞も生殖細胞も細胞分裂する前に、すでにDNAの⑧＿＿＿＿＿が行われていて、原本とコピーの染色体はくっついているので１本とみなします。46本から23本に減っているのは、対になっている染色体が原本とコピーがくっついたまま２つの細胞に分かれ、２回目では倍になった染色体が分かれるだけなので23本のままです。

問題４ 男性決定遺伝子――SRY遺伝子とは

次の文章の空欄に、適切な語句を語句群から選び、記入しなさい。
[語句群] ウォルフ管　思春期　女性　髄質　精巣　胎生期　男性　テストステロン　皮質　ミュラー管　卵巣

卵子と精子をつくる生殖器といえば、卵巣と精巣ですよね。実はこの２つ、もともとは同じものなのです。生殖器をつくっていく原始生殖腺は、はじめのうちは男女共通です。そのまま発生すると、髄質が退化して皮質が卵巣になり、原始生殖管のウォルフ管が退化してミュラー管が卵管や子宮、膣上部に分化していきます。つまり、原始生殖腺は放っておくと、①＿＿＿＿＿の生殖器をつくるようにできているのです。

こうした女性化を防ぐのが、Y染色体です。Y染色体の短腕先端付近には、SRY遺伝子（精巣決定遺伝子）とよばれる②＿＿＿＿＿**決定遺伝子**があり、妊娠８週目ごろから男性ホルモンの③＿＿＿＿＿と④＿＿＿＿＿**抑制因子**が分泌され、これらが胎児の生殖器を男性化していくのです。

男性化が始まると、皮質は退化して⑤＿＿＿＿＿が⑥＿＿＿＿＿となり、ミュラー管が退化して⑦＿＿＿＿＿が精巣上体、精細管、精嚢などに分化していきます。

このように⑧＿＿＿＿＿に男女それぞれの生殖器が形成されることを第一次性徴といい、⑨＿＿＿＿＿になってそれ以外の部分で性差が出てくることを第二次性徴といいます。

問題5 思春期に始まる生殖器の発育

次の文章の空欄に、適切な語句を語句群から選び、記入しなさい。
［語句群］ 月経 声変わり 初潮 生殖器 成人期 性分化 閉経 卵母

ヒトにおける①＿＿＿＿＿＿の過程は胎生期に完了しますが、生殖能力が発達するには、思春期まで待たなければなりません。脳に代表される神経系は、20歳頃までにはほぼ完成します。体重や運動能力などは、成人期までゆっくり発達します。ところが、②＿＿＿＿＿＿は思春期までほとんど発達せず、思春期を迎えると急速に発達し、③＿＿＿＿＿＿に完成します。

思春期になると、生殖器の発育だけでなく、さまざまな身体変化も現れてきます。女性は④＿＿＿＿＿が始まるほか、乳房が膨らみ、陰毛が生え、皮下脂肪が沈着して女性らしい体つきになっていきます。男性は、筋骨が発達してたくましくなり、ひげや陰毛の発生、⑤＿＿＿＿＿＿＿などが見られます。男性の場合、こうした変化と同時に精子形成と射精能力が完成しますが、女性の⑥＿＿＿＿＿に比べると、時期は必ずしも明確ではありません。

一般的に、女性の生殖能力（卵子を放出できる能力）がピークに達するのは20代後半。その後、女性の生殖能力は徐々に低下し、50歳前後で⑦＿＿＿＿＿を迎えると、排卵と月経が停止し、妊娠する能力を失います。これに対し、男性の生殖能力には限界がありません。思春期以降死ぬまで、男性生殖器は毎日、何百万個という精子を作り続けることができます。

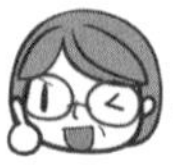

卵子のモトになる⑧＿＿＿＿＿細胞は、胎児の場合、700万個くらいあるといわれています。ところが、出生するころまでには200万個くらいまで減って、思春期にはさらにその半分くらいになってしまうの

えっーっ、卵子のもとって成長とともに減っていくんですか！

問題 6 生殖機能は、いつ、どのようにして目覚めるか？

次の文章の空欄に、適切な語句を語句群から選び、記入しなさい。
［語句群（複数回の使用可）］ エストロゲン　黄体　黄体形成　下垂体前葉　間質　月経　視床下部　受精卵　精子　胎盤　テストステロン　排卵　白体　プロゲステロン　卵胞刺激　卵母　FSH　Gn-RH　LH

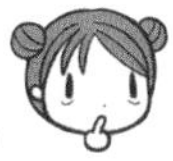

生殖機能が完成するのは思春期以降といいましたが、それが働きだすきっかけって、あるんでしょうか？

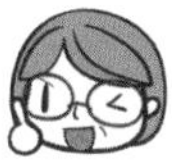

いい質問ね。実はまだ、十分には解明されていませんが、ある種の性ホルモンが関係している、といわれています

性ホルモン？

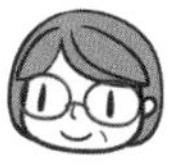

精子や卵子の生成から受精卵の育成まで、生殖にかかわる体内の環境づくりはすべて、性ホルモンが指示しています

❶視床下部と下垂体から分泌されるホルモン

思春期を迎え、①＿＿＿＿＿＿から性腺刺激ホルモン放出ホルモン（②**略語：**＿＿＿＿）が分泌されると、男女ともに③＿＿＿＿＿＿から卵胞刺激ホルモン（④**略語：**＿＿＿＿）と黄体形成ホルモン（⑤**略語：**＿＿＿＿）が分泌されます。この時期に多量の卵胞刺激ホルモンが分泌されると、男性の精巣は⑥＿＿＿＿**細胞**をつくり始めます。また、黄体形成ホルモンは精巣の⑦＿＿＿＿**細胞**を刺激して、テストステロンを分泌させ、これが精子の成熟や第二次性徴の発現を促します。

一方、女性の卵巣ではFSHの分泌により、卵子のもととなる⑧＿＿＿＿**細胞**が成熟を始めます。同時に、卵胞ホルモンである⑨＿＿＿＿＿＿が分泌され第二次性徴が発現し、子宮の粘膜が増殖して、受精卵を受け止める準備がスタートします。

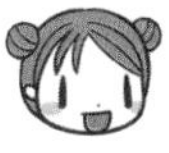

ここでの上司ホルモンは、性腺刺激ホルモン放出ホルモンですね

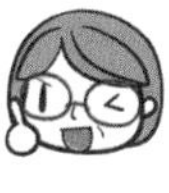

そのとおりよ

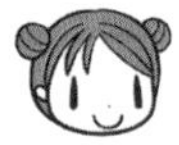

精子をつくれと命令するのも、
卵子をつくれと命令するのも、
同じ⑩＿＿＿＿＿＿ホルモンだ

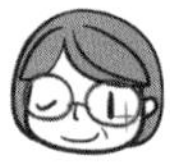

精子や卵子をつくる性腺を刺激するホルモンと、第二次性徴を促すホルモンが別だということも、ポイントね

❷排卵から着床、または月経へ

下垂体前葉から分泌されたLHは⑪＿＿＿＿を促し、排卵の後に卵巣で形成される黄体からは、⑫＿＿＿＿＿＿が分泌されます。

⑫は子宮内膜の増殖をさらに促進し、血流を増やすホルモンです。さらに、子宮腔内に栄養素を分泌して、発育している⑬＿＿＿＿＿＿（胚子）が着床するのを助けます。

受精後しばらく、⑭＿＿＿＿はプロゲステロンを分泌し続けますが、受精しない場合、黄体は⑮＿＿＿＿に変わり、ホルモンを分泌しなくなります。すると、それがサインとなって、増殖した内膜も剥がれ落ちます。これがすなわち⑯＿＿＿＿です。

受精卵が無事に着床し⑰＿＿＿＿が形成されると、分泌機能の弱くなった黄体に代わって、こちらから⑱＿＿＿＿＿＿が分泌されるようになります。

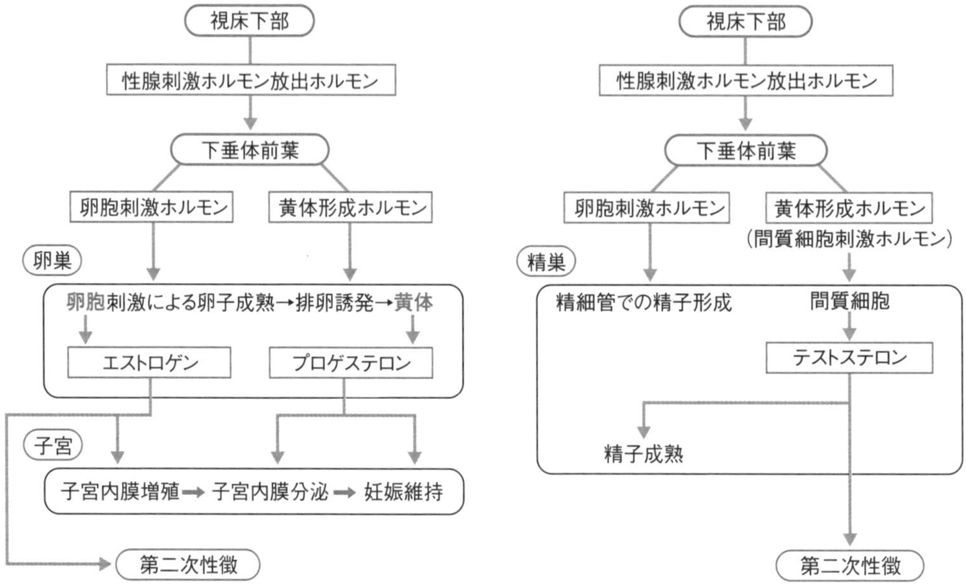

図 9-3　性ホルモンの働き

問題7 男性生殖器の構造

次の文章の空欄に、適切な語句を語句群から選び、記入しなさい。
[語句群] 外尿道口 海綿体 射精 収縮 精管 精巣 精巣上体 前立腺 尿道 膀胱

男性の生殖器は、ちょうどからだの真ん中あたり、両足の付け根近くにぶら下がっています。どうしてこんな不思議な形をしているのか、と思うかも知れませんが、実はこれ、精子にとって都合のよい構造なんです。

男性の外性器は大きく、陰嚢と陰茎に分けられます。陰茎は、女性の生殖器に精子を送り込むための器官で、内部は①＿＿＿＿とよばれるスポンジ状の物質でできています。男性が性的に興奮すると、①に血液が充満して勃起し、②＿＿＿＿が可能になります。

陰嚢は内部が2つに分かれた袋のような形をしていて、中には、精子をつくる精巣（睾丸）が入っています。ぶら下がっているのは、温度を下げるため。精子を作るのにちょうどよい温度は、だいたい32℃くらいなので、このほうが涼しくて最適な温度になります。

また、陰嚢の表面にあるシワは、寒過ぎると③＿＿＿＿して精巣を身体に近づけ温めます。反対に、暑くなると伸びて表面積を大きくして、熱を逃します。

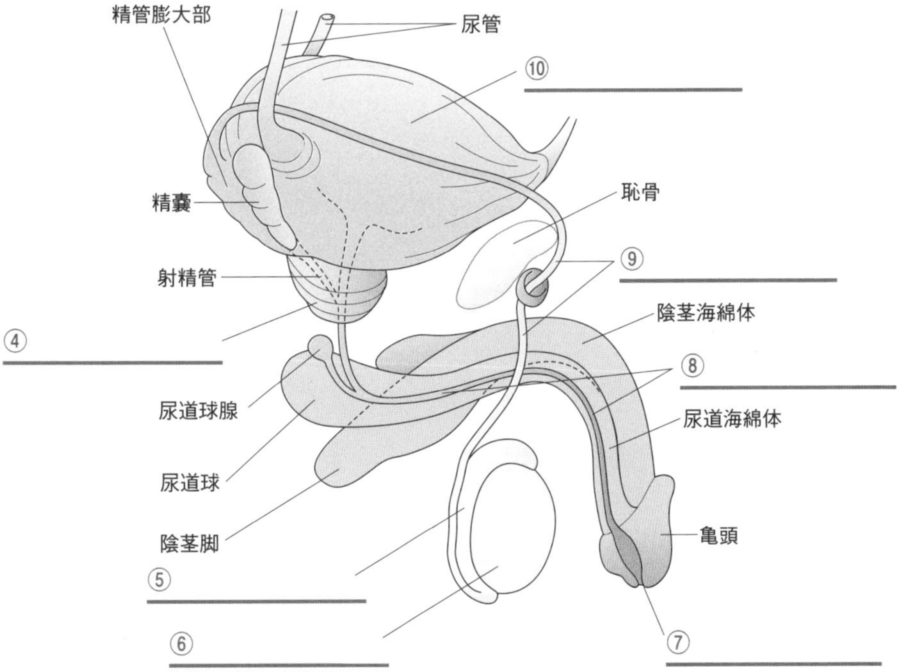

図 9-4 男性生殖器の構造

問題8 精子と精液

次の文章の空欄に、適切な語句を語句群から選び、記入しなさい。
［語句群］ 核 酵素 酸性 精管 精巣上体 精嚢 中和 頭部 尾部 フルクトース ミトコンドリア ATP

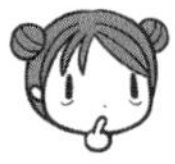

精巣でつくられた精子は、その後どうなるんですか？

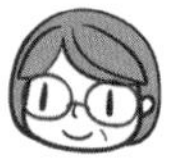

約20日間かけて、精巣から①＿＿＿＿＿＿を経て②＿＿＿＿へと上っていきます

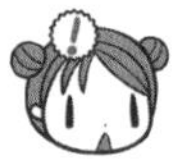

20日間もかけて、ですか？

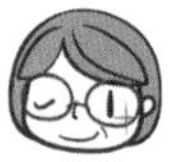

卵子に出合う旅はそう簡単じゃないの。だから、ここで十分に運動能力を鍛えておかないといけないの

精子の形はよく、おたまじゃくしにたとえられます。頭部、中部、尾部に分かれたその構造は、たしかに、おたまじゃくしそっくりです。

遺伝情報を含んだ③＿＿＿＿は、丸く膨らんだその④＿＿＿＿にあります。中部には⑤＿＿＿＿＿＿が詰まっていて、精子の運動に必要な⑥＿＿＿＿を作り出しています。

女性の腟内に射精された精子は尾部にあるしっぽを振りながら、巧みに前進していきます。このとき⑦＿＿＿＿から分泌された精液は、⑧＿＿＿＿に傾いている腟内環境を⑨＿＿＿＿し、精子の運動を助けます。精子は、この精液から運動に必要な栄養素も補給しています。

精子の栄養源は、果糖（⑩＿＿＿＿＿＿）です。

1回の射精で射出される精子の数は約3億個。精子が卵子に近づくと、頭部に蓄えた⑪＿＿＿＿を放出して卵子の膜を破り、中へと侵入しようとします。

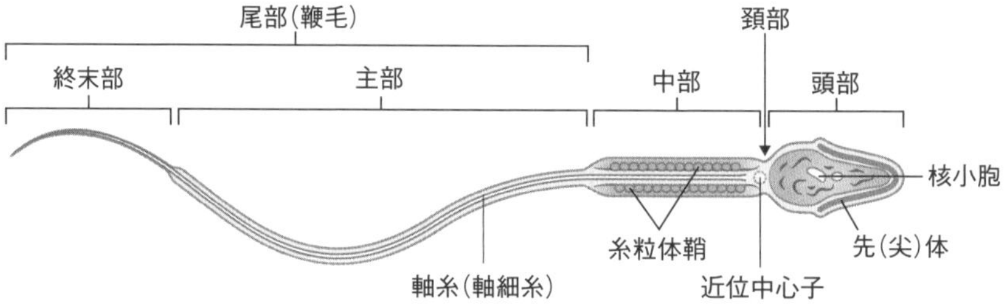

図9-5 精子の構造

問題9 女性生殖器の構造

次の文章の空欄と図中の空欄に、適切な語句を語句群から選び、記入しなさい。
［語句群］ 2 3 12 24 子宮頚部 子宮体部 子宮底 子宮内膜 受精卵 精子 蠕動運動 卵管采 卵管膨大部 卵子 卵巣

女性の生殖器は大きく、外陰部と腟、その奥の子宮、そして子宮から左右に伸びた卵管と卵巣でできています。

腟は、長さ8～10cmの薄い筋の壁でできた空洞です。分娩時には胎児の通り道にもなります。腟を奥へと進むと、子宮の入り口が見えてきます。

子宮は、大きさも形も洋梨に似た空間です。その壁は厚く、①＿＿＿＿**層**になっていて、内側にある②＿＿＿＿＿＿は、③＿＿＿＿＿を受け止めるベッドの役目をします。そのベッドは毎月新しいものに作り替えられ、古い膜は脱落して体外に排出されます（月経）。

子宮の両側にはそれぞれ、約10cmの卵管があります。末端は膨らみ、卵管采とよばれる突起がちょうど手の指を広げたような形をしています。

卵巣から排卵があると、この卵管采が波打つように④＿＿＿＿を吸い込みます。卵子は卵管の⑤＿＿＿＿＿＿と線毛のリズミカルな動きによって子宮へと向かい、⑥＿＿＿＿の到着を待ちます。

排卵された卵子の寿命はわずか⑦＿＿＿＿**時間**です。無事に受精するためには、⑥がいち早く卵管を通って、早いうちに卵子と出合う必要があります。

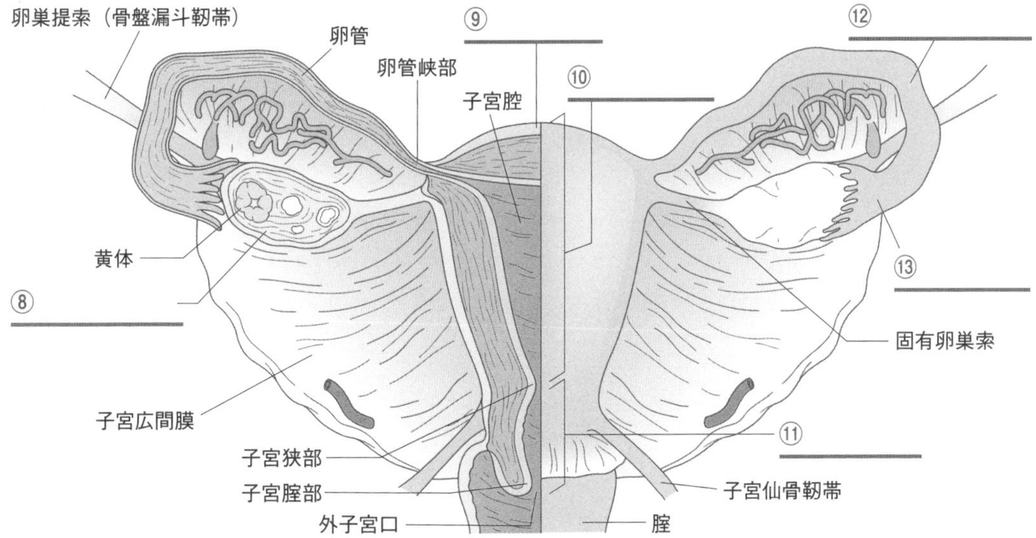

図 9-6 女性生殖器の構造

問題10 受精のメカニズム、卵割から発生へ

次の文章の空欄に、適切な語句を語句群から選び、記入しなさい。
［語句群（複数回の使用可）］ 核 受精 胎盤、 着床 頭部 尾部 分裂 卵割 卵管 卵管膨大部

精子は細く暗い膣から子宮に入り、卵子が発する化学物質に誘われて卵子へと向かって進んでいきます。精子が進むスピードは毎分約 3 mmといわれ、30分から 1 時間かけて①＿＿＿＿に達し、卵子を探し出します。

群れをなした精子の大群が、②＿＿＿＿＿＿あたりで卵子をみつけると、その③＿＿＿＿が次々と破裂し、酵素を放出します。そして、その酵素が卵子の膜を破壊して通り道ができると、1 個の幸運な精子が、その道を通って卵子の中へと入ります。この際、卵子の細胞内に引き込まれるのは遺伝情報を含む④＿＿＿＿だけで、それ以外は無情にも切り離されてしまいます。

こうして無事、⑤＿＿＿＿が完了すると、膜はずっと頑丈なものに変化して、ほかの精子はもう、中へ入ることはできなくなります。こうしてできた受精卵はその後、⑥＿＿＿＿とよばれる⑦＿＿＿＿を繰り返し、さまざまな器官を発達させ、胎児となります。この過程を、生物学では発生といいます。

⑧＿＿＿＿を始めた受精卵は卵管の蠕動運動などによって子宮へと運ばれます。子宮にたどり着いた受精卵は子宮内膜のベッドにもぐり、⑨＿＿＿＿します。このことで妊娠の成立となります。そして、胚葉（内胚葉、中胚葉、外胚葉）とよばれる臓器や器官のもととなる基礎を形づくっていきます。

この胚葉がそれぞれの組織へと分化していく細胞群を原基といい、赤ちゃんにとっても、とても大切な時期にあたります。原基はだいたい、妊娠 3 か月くらいまで。その頃ちょうど、母体と胎児をつなぐ⑩＿＿＿＿も完成します。

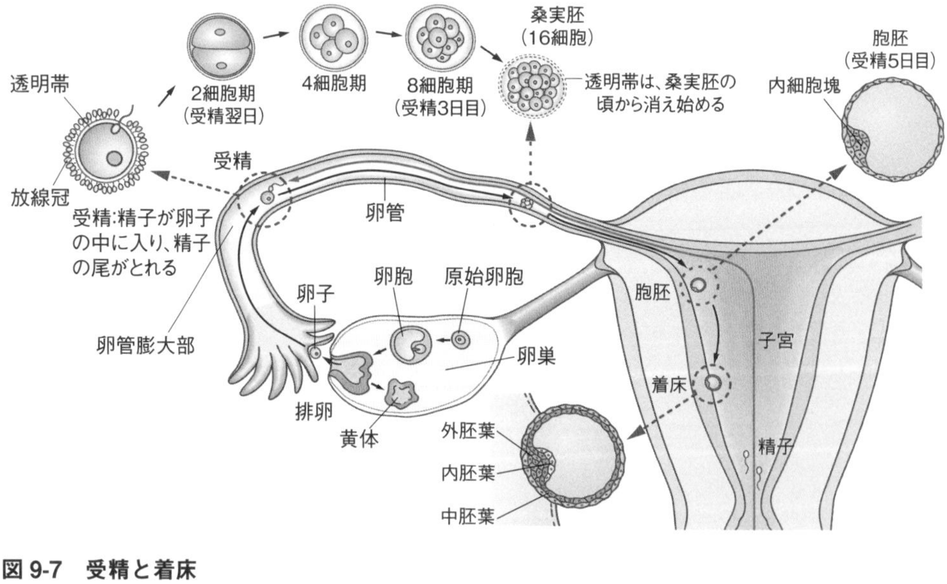

図 9-7 受精と着床

問題11 人生最大の危機―出生、胎児循環からの脱却は、命がけ

次の文章の空欄に、適切な語句を語句群から選び、記入しなさい。
[語句群（複数回の使用可）] 右心房　下大静脈　血液　臍静脈　臍帯　左心房　自発呼吸　静脈管　胎児循環　胎盤　内圧　肺　肺循環　動脈管　羊膜腔　卵円孔

子宮の中で胎児は、羊水に満たされた①＿＿＿＿＿の中にいます。羊水の温度は、母体の体温よりちょっと高めの38℃くらい。生きていくために必要な肺や消化器、肝臓、腎臓などの器官は、そろっています。

しかし、子宮の中ではそれらを使う必要はほとんどありません。子宮内では、胎児は②＿＿＿＿と③＿＿＿＿を通じて母体とつながり、酸素と二酸化炭素のガス交換や栄養の摂取、老廃物の排泄などすべて、母体の④＿＿＿＿を介して行っているからです。

約40週（280日間）を経て、出生の瞬間です。新生児にとっての冒険は、胎盤からの血流が途絶えることから始まります。一刻も早く、自力で呼吸しなければなりません。「オギャー」という産声は、命の叫びです。新生児は使っていなかった肺を精一杯膨らませ、自らの肺で酸素と二酸化炭素のガス交換を行い始めます。この⑤＿＿＿＿＿＿への移行は同時に、大きな血流の変化を伴います。いわゆる⑥＿＿＿＿＿＿からの脱却です。

⑥の大きな特徴は、心臓から肺へ向かうはずの血流が流れないことにあります。胎盤で酸素化された血液は⑦＿＿＿＿＿を通り、胎児の体内へ入り、胎児の下半身からの静脈血が流れる下大静脈に合流するので、酸素濃度が少し下がります。それでも胎児のなかでは、最も酸素量の多い血液が⑧＿＿＿＿＿に注がれますが、ほとんどが⑨＿＿＿＿＿とよばれる心房中隔の孔を通って左心房へシャントされ、⑩＿＿＿＿＿を迂回します。

一方、胎児の上半身からの静脈血が流れる上大静脈も⑧に注がれると、右心室から肺動脈に駆出されますが、肺にはほとんど流れずに⑪＿＿＿＿＿＿を通って⑫＿＿＿＿＿＿にシャントします。上半身からの静脈血が⑫の下端で混合される前に、３本の太い動脈が分岐し、上半身に酸素の多い血液が優先して流れるので、生まれてくる新生児は頭がいちばん大きくなっています（**図9-8**）。

ところが、出生で胎盤からの血流が途絶えると、このような血液の流れは一変します。肺呼吸が始まると、しぼんでいた肺は一気に広がり、閉じていた肺の血管は膨らんで、そこに血液が流れ始めます。

心臓の血液は⑬＿＿＿＿へと流れるようになり、豊富な酸素を取り込んだ血液は左心房に戻ります。肺から左心房に血液が戻ると、左心房の⑭＿＿＿＿は高くなり、胎児循環に必要だった⑮＿＿＿＿＿はやがて、自然に閉じていきます。

出生はまた、外敵との接触ももたらします。新生児は子宮を出て膣を通り、

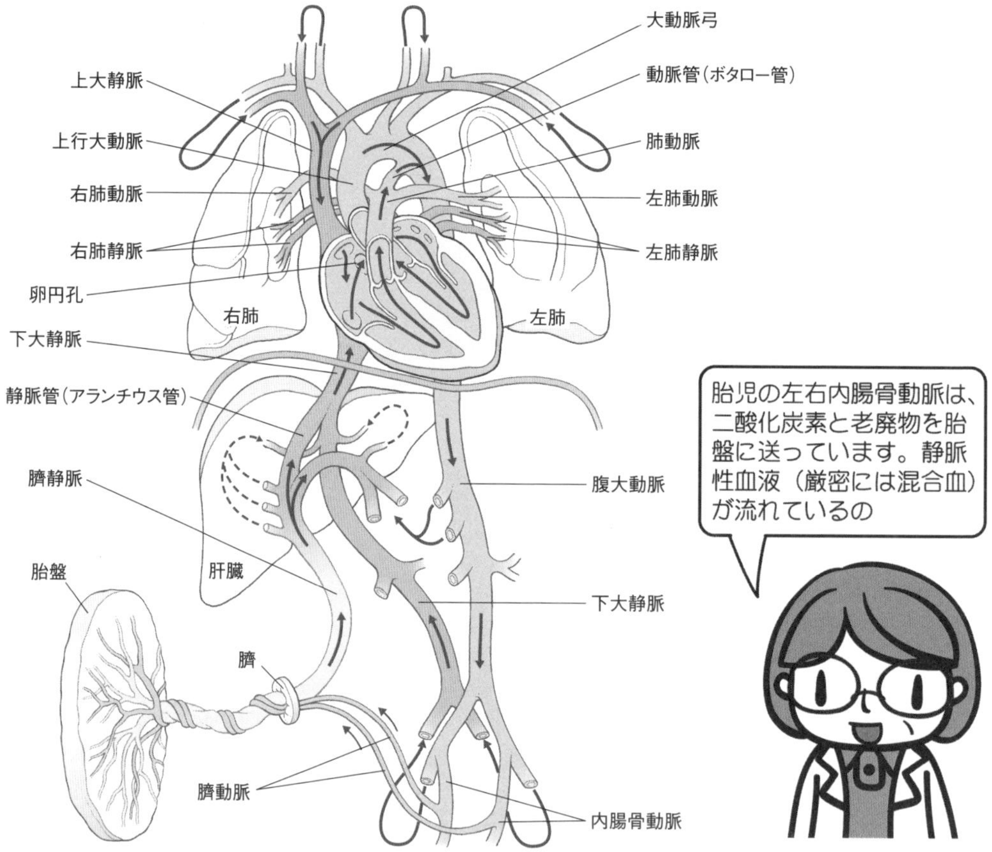

図 9-8　胎児循環

外界の微生物と出合うことで、必要な免疫力をつけていきます。

ヒトが「生まれる」ということは、このような命がけの大転換を次々と遂行していく奇跡の物語なのです。

Chapter 9 子孫をつくる　○× 確認問題

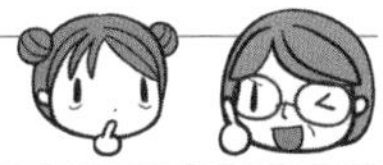

「子孫をつくる」に関する記述です。正しいものには○を、間違っているものには×をつけなさい。

（　　　）①ヒトの体細胞ある染色体は46本で、44本の常染色体と２本の性染色体からなる。

（　　　）②性染色体にはX染色体とY染色体があり、男性の体細胞ではXX、女性の体細胞ではXYの組み合わせになっている。

（　　　）③ヒトにおける性分化の過程は胎生期に完了するが、生殖能力が完成するのは思春期である。

（　　　）④思春期を迎え、視床下部から性腺刺激ホルモン放出ホルモン（Gn-RH）が分泌されると、男女ともに下垂体前葉から卵胞刺激ホルモン（FSH）と黄体形成ホルモン（LH）が分泌される。

（　　　）⑤思春期を迎えた男性では、FSHが分泌されると精巣は精子細胞とつくり始める。

（　　　）⑥LHは精巣の間質細胞を刺激し、テストステロンを分泌させる。

（　　　）⑦FSHの分泌により卵巣の卵母細胞が成熟を始め、プロゲステロンが分泌される。

（　　　）⑧LHは排卵を促し、排卵後に卵巣で形成される黄体からエストロゲンが分泌される。

（　　　）⑨受精卵が子宮内膜に着床し胎盤が形成されると、胎盤からプロゲステロンが分泌される。

（　　　）⑩精子の頭部に核があり、中間部にはリソソームが詰まっている。

（　　　）⑪腟内に射精されたとき、精嚢から分泌された精液は、酸性の腟内環境を中和して精子の活動を助ける。

（　　　）⑫卵巣から排卵があると卵管采が卵子を吸い込み、卵管の蠕動運動と線毛の動きで子宮へと向かう。

（　　　）⑬卵子の寿命は、排卵後48時間である。

（　　　）⑭子宮膨大部で卵子に出会った１個の精子の核のみが卵子の細胞内に取り込まれる。

（　　　）⑮受精卵は卵割を繰り返し、子宮内膜に着床する。

（　　　）⑯胎児は、羊水に満たされた羊膜腔の中にいる。

（　　　）⑰胎児は胎盤と臍帯を通じて母体とつながり、ガス交換や栄養の摂取、老廃物の排泄など、母体の血液を介して行っている。

（　　　）⑱胎児循環では、下大静脈を通って右心房にくる酸素化された胎盤血は、卵円孔から左心房にシャントされ、肺循環を迂回する。

（　　　）⑲胎児循環における動脈管は、肺動脈から肺静脈へシャントする血管である。

欧 文

和 文

あ

か

さ

た

や

ら

わ

問題集
解剖生理をおもしろく解く

著　者　増田敦子《ますだあつこ》
発行人　中村雅彦
発行所　株式会社サイオ出版
〒101-0054
東京都千代田区神田錦町 3-6　錦町スクウェアビル７階
TEL 03-3518-9434　FAX 03-3518-9435

カバーデザイン　株式会社メデューム
DTP　株式会社メデューム
本文イラスト　株式会社日本グラフィックス、渡辺富一郎
印刷・製本　株式会社朝陽会

2020 年 9 月 5 日第 1 版第 1 刷発行

ISBN 978-4-907176-81-5

●ショメイ：モンダイシュウ カイボウセイリヲオモシロクトク
乱丁本、落丁本はお取り替えします。

解剖生理をおもしろく解く

［解答］

サイオ出版

chapter 1

流れる・運ぶ ▶p.7～24

問題1
①胸骨　②肺　③縦隔　④心尖部　⑤心基部　⑥横紋　⑦臓側心膜

問題2
①上大　②肺動脈　③肺静脈　④右心房　⑤肺動脈　⑥三尖
⑦右心室　⑧下大　⑨肺動脈　⑩左心房　⑪肺静脈　⑫大動脈
⑬僧帽　⑭左心室

問題3
①洞房結節　②房室結節　③ヒス束　④交感　⑤副交感
⑥頻脈　⑦　徐脈

問題4
①心室　②心房　③房室　④大血管　⑤心室　⑥半月　⑦頭
⑧心尖部

問題5
①5　②ポンプ　③60～80　④70～100　⑤冠状動脈　⑥壊死　⑦心筋梗塞

問題6
①左心室　②右心室　③左心室　④体循環　⑤右心室　⑥肺循環

問題7
①動脈　②静脈［①②順不同］　③毛細血管　④心臓　⑤酸素
⑥二酸化炭素　⑦心臓　⑧動脈　⑨静脈　⑩静脈　⑪動脈

問題8
①弾性　②平滑　③ 薄く　④静脈

問題9
①高い　②低い　③心拍出量　④抵抗　⑤収縮期　⑥拡張期

問題10
①60　②体液　③外　④血漿　⑤赤血球　⑥白血球　⑦血小板［⑥⑦順不同］　⑧ヘマトクリット　⑨44　⑩赤血球　⑪貧血　⑫起立性

問題11
①酸素　②8　③2　④核　⑤ヘモグロビン　⑥鉄　⑦核
⑧酸素　⑨400　⑩450

問題12
①ヘム　②グロビン　③100　④40　⑤4　⑥1　⑦4
⑧脂肪　⑨一酸化炭素

問題13
①ナトリウム　②カリウム［①②順不同］　③栄養素　④毛細血管　⑤ガス交換

問題14
①半透膜　②グルコース　③酸素　④電解質［③④順不同］
⑤アルブミン　⑥多く　⑦少ない　⑧25　⑨高く　⑩低く

問題15
①膠質浸透圧　②毛細血管　③リンパ　④脂質　⑤右リンパ本幹　⑥胸管　⑦静脈

問題16
①免疫　②白血　③白血　④循環

chapter 1
流れる・運ぶ ○×確認問題

①×　②×　③×　④×　⑤○　⑥×　⑦×　⑧○　⑨○
⑩×　⑪×　⑫○　⑬×　⑭○　⑮×　⑯×　⑰×　⑱○
⑲○　⑳×　㉑×　㉒○　㉓○　㉔○　㉕×

①×　縦隔は左右の肺に囲まれた腔所、言い換えると左右の肺は縦隔で隔てられている。
②×　心筋とよばれる特殊な筋肉でできている。
③×　第5肋間の高さに位置する。
④×　右心房と右心室の間にあるのは、三尖弁である。
⑥×　拍動のリズムは同房結節から始まる。
⑦×　Ⅰ音：房室弁が閉じる音、Ⅱ音は半月弁が閉じる音である。
⑩×　左心室から拍出される血液が大動脈弓を経て全身に向かう。
⑪×　右心室から拍出される血液が肺に向かう。
⑬×　全身から流れて心臓に戻ってきた血液なので静脈血である。肺から心臓へ戻る肺静脈に流れれいるのは動脈血である。
⑮×　最高血圧とは収縮期血圧のことであり、最低血圧とは拡張期血圧のことである。
⑯×　約60％である。
⑰×　赤血球は直径約8μm、厚さ約2μmである。
⑳×　ヘマトクリット値の基準値は、約45％である。
㉑×　血球成分の約99％が赤血球で、白血球と血小板は残りの1％に過ぎない。
㉕×　右リンパ本幹である。

chapter 2
呼吸する ▶p.23～36

問題1
①2　②水素　③ピルビン酸　④4　⑤乳酸　⑥2

問題2
①換気　②外呼吸　③内呼吸　④酸素　⑤二酸化炭素　⑥TCA

問題3
①鼻腔　②鼻中隔　③鼻前庭　④線毛　⑤咽頭

問題4
①食道　②気管　③喉頭　④喉頭蓋　⑤誤嚥　⑥甲状

問題5
①気管支　②細気管支　③肺胞　④線毛　⑤痰

問題6
①胸腔　②横隔膜　③左　④右　⑤左　⑥肺門

問題7
①肺胞　②毛細血管　③弾性　④大きく　⑤小さく　⑥赤血球

問題8
①肺動脈　②静脈　③酸素　④二酸化炭素　⑤内呼吸

問題9
①胸郭　②外肋間　③横隔膜　④胸式　⑤腹式

問題10
①胸膜　②胸郭　③胸膜　④吸気　⑤胸郭　⑥胸膜　⑦呼気

問題11
①450　②500　③死腔　④150　⑤肺胞換気

問題12
①外肋間　②横隔膜　③延髄　④大動脈弓　⑤大動脈　⑥頚動脈［⑤⑥順不同］　⑦酸素　⑧二酸化炭素［⑦⑧順不同］　⑨リズム　⑩1回換気　⑪呼吸　⑫酸素　⑬二酸化炭素

chapter 2
呼吸する ○×確認問題

①×　②×　③×　④○　⑤×　⑥○　⑦×　⑧○　⑨○
⑩×　⑪×　⑫×　⑬×　⑭×　⑮×　⑯×　⑰○　⑱×
⑲○　⑳○

①×　肺胞と血液との間で行われるガス交換は、外呼吸である。
②×　血液と細胞との間で行われるガス交換は、内呼吸である。
③×　咽頭の真下は食道につながり、前下方は気管と肺につながっている。
⑤×　喉頭軟骨には、喉頭蓋軟骨、甲状軟骨、披裂軟骨、輪状軟骨の4つがある。「のど仏」にあたるのは、甲状軟骨である。
⑦×　右肺は上葉、中葉、下葉の3葉に、左肺は上葉、下葉の2葉に、それぞれ分かれている。
⑩×　袋状になることで表面積が大きくなる。疾患や老化により肺胞の弾性線維が弾力を失うと、袋どうしが合体して表面積が小さくなり、呼吸効率が悪くなる。
⑪×　酸素を運搬するのは、赤血球である。ガス交換によって血液中の二酸化炭素は肺胞内に送り出される。

⑫× 肺動脈に流れる血液は、体内を巡ってたくさんの二酸化炭素を積んできた静脈血が流れる。

⑬× 胸式呼吸は、外肋間筋を使う方法である。

⑭× 腹式呼吸は、横隔膜を使用する方法である。

⑮× 胸郭の容積が拡大すると胸膜腔の内圧が低くなり、肺内に空気が流入する（吸気）。

⑯× 胸郭の容積が縮小すると胸膜腔の内圧が高くなり、肺内の空気が流出する（呼気）。

⑱× 呼吸中枢は、延髄にある。

chapter 3
食べる ▶p.37～57

問題1

①栄養素　②ATP　③ADP　④代謝　⑤異化　⑥同化　⑦基礎代謝　⑧増加　⑨高く

問題2

①咀嚼　②嚥下　③咽頭　④胃　⑤小腸　⑥大腸　⑦9　⑧内分泌　⑨外分泌　⑩外分泌

問題3

①味蕾　②骨格　③唾液　④アミラーゼ　⑤リゾチーム

問題4

①嚥下　②喉頭蓋　③蠕動　④輪状　⑤縦走

問題5

①胃　②粥状　③蠕動　④ペプシノゲン　⑤胃酸　⑥ペプシン　⑦ペプチド　⑧粘液

問題6

①十二指腸　②空腸　③回腸　④蠕動　⑤輪状ヒダ　⑥腸絨毛　⑦輪状ヒダ　⑧腸絨毛

問題7

①肝臓　②胆管　③濃縮　⑤十二指腸　⑥コレシストキニン

問題8

①膵管　②胆管　③アルカリ　④酸　⑤トリプシン　⑥タンパク質　⑦リパーゼ　⑧中性脂肪　⑨アミラーゼ　⑩ヌクレアーゼ　⑪核酸

問題9

①糖質　②脂質　③タンパク質［①～③順不同］　④ビタミン　⑤ミネラル［④⑤順不同］　⑥糖質　⑦グリコーゲン　⑧肝臓　⑨脂質　⑩細胞膜　⑪ステロイド　⑫タンパク質　⑬アミノ酸　⑭消化酵素　⑮抗体

問題10

①消化　②物理的　③化学的　④アミラーゼ　⑤アミラーゼ　⑥ペプシン　⑦トリプシン　⑧リパーゼ　⑨アルカリ

問題11

①アミラーゼ　②ペプシン　③デキストリン　④ペプチド　⑤マルトース　⑥ジペプチド　⑦マルターゼ　⑧ジペプチダーゼ［⑦⑧順不同］

問題12

①脂肪酸　②中性脂肪　③リパーゼ　④胆汁酸　⑤ビリルビン［④⑤順不同］　⑥ビリルビン　⑦胆汁酸　⑧乳化

問題13

①リンパ管　②心臓　③毛細血管　④グリセロール　⑤脂肪酸［④⑤順不同］　⑥中性脂肪

問題14

①交感　②副交感　③ガストリン　④ペプシノゲン　⑤粘液　⑥セクレチン　⑦コレシストキニン［⑥⑦順不同］　⑧セクレチン　⑨肝臓　⑩コレシストキニン　⑪胆嚢　⑫セクレチン

問題15

①門脈　②1.5　③1,400　④肝鎌状間　⑤70　⑥80　⑦肝小葉　⑧肝細胞索　⑨類洞　⑩マクロファージ　⑪貪食　⑫肝細胞索　⑬類洞［⑫⑬順不同］　⑭ディッセ　⑮50　⑯周辺　⑰中心　⑱中心⑲周辺　⑳グリソン

問題16

①グリコーゲン　②110　③グルコース　④グリコーゲン　⑤無毒　⑥アセトアルデヒド　⑦アンモニア　⑧尿素　⑨プロトロンビン　⑩フィブリノゲン［⑨⑩順不同］

問題17

①ビリルビン　②120　③マクロファージ　④ヘモグロビン　⑤ヘム　⑥グロビン　⑦ヘム　⑧ビリルビン　⑨間接　⑩アルブミン　⑪直接　⑫ウロビリノゲン　⑬門脈　⑭腸肝循環　⑮黄疸

問題18

①GOT　②GPT　③ALP　④γ-GTP　⑤GPT　⑥GOT　⑦AST　⑧ALT

問題19

①盲腸　②上行結腸　③横行結腸　④下行結腸　⑤S状結腸　⑥直腸　⑦内肛門括約　⑧外肛門括約

chapter 3
食べる ○×確認問題

①×　②○　③×　④○　⑤○　⑥×　⑦○　⑧○　⑨×
⑩○　⑪○　⑫×　⑬○　⑭×　⑮×　⑯○　⑰×　⑱×
⑲×　⑳○　㉑○　㉒○　㉓○　㉔×　㉕×　㉖○　㉗○
㉘×　㉙○　㉚×　㉛○　㉜○　㉝○　㉞×

①× 基礎代謝量は加齢とともに減少する。

③× 糖質が最も分解が容易で、エネルギーを取り出すことが

できる。

⑥× ペプシンはタンパク質を分解する消化酵素である。その他には、マルターゼ、スクラーゼ、ラクターゼが糖質を分解する主な消化酵素である。

⑨× 食物は蠕動運動によって、胃のほうへ食物を送る。

⑫× 小腸は十二指腸から回腸、空腸の順に続く消化管である。

⑭× 胆汁は肝臓でつくられ、胆嚢はその胆汁を蓄え、放出する器官である。

⑮× コレシストキニンというホルモンによって胆嚢は収縮され、ファーター乳頭より十二指腸内に胆汁は放出される。

⑰× 胆汁は脂質の分解酵素であるリパーゼを助け、間接的に消化を促している。

⑱× 膵液はアルカリ性で、酸性の胃液を中和する。

⑲× トリプシンとキモトリプシンは、タンパク質を分解する。

㉔× 肝臓を刺激して、胆汁の分泌を増加させるのはセクレチンである。

㉕× 胆嚢を収縮させ、胆汁の排出を促すのはコレシストキニンである。

㉘× 肝動脈から流れ込む動脈血は、肝臓全体の血液量の1/5に過ぎず、残り4/5は静脈血である。

㉚× 肝小葉内での血液の流れとは反対に、中心部から周辺部へと流れる。

㉞× 外肛門括約筋は骨格筋である。そのため自分の意思でコントロール（収縮、弛緩）できる筋肉であり、便意に逆らって働くことができる。

chapter 4
捨てる ▶p.58～68

問題1

① 二酸化炭素　② 水　③右心房　④肺胞　⑤呼　⑥血液　⑦アンモニア　⑧肝臓　⑨解毒

問題2

①腎臓　②肝臓　③腎臓　④赤血球　⑤タンパク質

問題3

①後腹壁　②11　③3　④肝臓　⑤低い

問題4

①ネフロン　②腎小体　③尿細管［②③順不同］　④糸球体　⑤腎動脈　⑥毛細血管　⑦ボーマン嚢　⑧糸球体　⑨輸入　⑩輸出　⑪下大

問題5

①血漿　②ろ過　③原尿　④尿細管　⑤再吸収　⑥1.5　⑦ 99

問題6

①糸球体　②上昇　③糸球体　④高く　⑤尿毒症

問題7

①解毒　②水溶　③無毒化　④小腸　⑤ビリルビン　⑥重金属　⑦汗腺　⑧皮脂　⑨油溶

問題8

①増える　②増える　③尿酸　④分泌　⑤再吸収　⑥減る　⑦減る　⑧減る

問題9

①尿　②水分　③電解質　④尿毒症　⑤肺うっ血　⑥アシドーシス　⑦高カリウム　⑧心室細動

chapter 4
捨てる ○×確認問題

①○　②×　③○　④○　⑤○　⑥×　⑦○　⑧×　⑨○　⑩○　⑪○　⑫×　⑬○　⑭×

②× 右の腎臓は、左よりもやや低い位置にある。

⑥× 腎臓から出ると、下大静脈に注ぐ。

⑧× 濾過量の99%が再吸収され、約1.5Lが尿として排泄される。

⑫× 体液のpHは、7.4±0.05（7.35～7.45）という狭い範囲に保たれる。

⑭× 下痢は重炭酸イオンを含む腸液を喪失するので、代謝性アシドーシスをきたす。

chapter 5
調整する ▶p.69～93

問題1

①恒常性　②拡張　③収縮　④負　⑤正　⑥負　⑦正　⑧負

問題2

①受容器　②効果器　③中枢　④末梢　⑤求心　⑥遠心　⑦体性　⑧自律　⑨交感　⑩副交感　⑪交感　⑫副交感

問題3

①散瞳　②縮瞳　③増加　④減少　⑤収縮　⑥収縮　⑦拡張　⑧弛緩　⑨収縮　⑩抑制　⑪促進　⑫抑制　⑬促進　⑭分解　⑮合成　⑯抑制　⑰促進

問題4

①電気　②ナトリウム　③カリウム　④拡散　⑤内　⑥外　⑦流出　⑧分極　⑨静止電位　⑩脱分極　⑪再分極　⑫活動電位

問題5

①細胞体　②軸索　③無髄　④有髄　⑤跳躍　⑥速く　⑦1　⑧100

問題6

①伝導　②伝達　③間隙　④前　⑤後　⑥神経伝達物質　⑦小

胞　⑧受容体　⑨一　⑩促進　⑪抑制

問題7
①ホルモン　②血液　③受容体　④汗腺　⑤唾液腺［④⑤順不同］　⑥分泌腺　⑦導管

問題8
①血液　② 臓器　③受容体　④受容体　⑤標的器官　⑥水溶　⑦細胞膜　⑧脂溶　⑨核　⑩核

問題9
①ペプチド　②アミノ酸　③インスリン　④成長　⑤コレステロール　⑥ステロイド　⑦副腎皮質　⑧テストステロン　⑨アミノ酸　⑩甲状腺　⑪副腎髄質

問題10
①下垂体　② 甲状腺　③膵臓　④下垂体前葉　⑤調節　⑥上位　⑦フィードバック　⑧上位　⑨調節　⑩フィードバック

問題11
①間脳　②視床下部　③交感　④下垂体　⑤副腎髄質　⑥アドレナリン　⑦肝臓　⑧副腎皮質　⑨糖質　⑩肝臓　⑪アミノ酸　⑫糖新生　⑬インスリン

問題12
①大動脈弓　②頸動脈洞　③延髄　④副腎髄質　⑤細動脈　⑥糸球体　⑦レニン　⑧アンジオテンシノーゲン　⑨副腎皮質　⑩アルドステロン　⑪水分　⑫抵抗

問題13
①ホメオスタシス　②電解質　③視床下部　④浸透圧　⑤下垂体後葉　⑥バソプレシン　⑦尿細管

問題14
①造血　②貧血　③カルシウム　④促進　⑤くる病　⑥減少

問題15
①糖質　②タンパク質［①②順不同］　③4　④脂質　⑤9　⑥核心　⑦外殻

問題16
①視床下部　②視床下部　③セットポイント　④産熱　⑤放熱　⑥収縮　⑦立毛　⑧ふるえ　⑨拡張　⑩気化熱

問題17
①体温　②視床下部　③低く　④低下　⑤サーカディアンリズム　⑥日内変動　⑦発熱［⑥⑦順不同］

chapter 5
調整する ○×確認問題

①○　②○　③×　④×　⑤○　⑥×　⑦×　⑧○　⑨○　⑩×　⑪×　⑫○　⑬○　⑭○　⑮×　⑯○　⑰×　⑱×　⑲○　⑳×　㉑○　㉒○　㉓×　㉔×　㉕○　㉖×　㉗○　㉘○　㉙×　㉚×

③×　骨格筋を動かすのは、体性神経である。
④×　内蔵の平滑筋を動かすのは、自律神経である。
⑥×　交感神経が優位になると、拍動が上がり、血管が収縮する。
⑦×　副交感神経が優位になると、心臓の拍動が緩やかになり、血管が拡張する。
⑩×　細胞内液には、カリウムイオンが多い。
⑪×　細胞外液には、ナトリウムイオンが多い。
⑮×　ホルモンは、血液によって循環する。
⑰×　水溶性ホルモンは、細胞膜にある受容体に結合する。
⑱×　脂溶性ホルモンは、核内にある受容体に結合する。
⑳×　副腎皮質ホルモンである。副腎髄質ホルモンは、アミノ酸誘導体からつくられる。
㉓×　膵臓のランゲルハンス島のB細胞から分泌されるインスリンが血糖値を下げる。
㉔×　腎臓に働きかけアンジオテンシンⅡを産生する。その結果、末梢血管を収縮させたり、アルドステロンの分泌を促し、腎臓のナトリウムの再吸収を促し、血漿量を増やして血圧を維持する。
㉖×　抗利尿ホルモン（バソプレシン：ADH）は、水の再吸収を促すホルモンである。
㉙×　タンパク質は、1gあたり4kcalの熱量が生じる。
㉚×　体温調節中枢は、視床下部にある。

chapter 6
感じる・考える ▶p.94～107

問題1
①ニューロン　②脊髄　③中枢　④神経膠　⑤固定　⑥栄養　⑦受容体

問題2
①核　②細胞体　③樹状突起　④軸索　⑤ランビエの絞輪　⑥核　⑦細胞体　⑧樹状突起　⑨軸索　⑩ランビエの絞輪　⑪シナプス　⑫シナプス小胞　⑬神経伝達物質

問題3
①聴覚　②嗅覚　③平衡覚［①～③順不同］　④中枢　⑤体性　⑥内臓　⑦皮膚　⑧深部　⑨感覚受容器　⑩効果器

問題4
①感覚器　②受容器［①②順不同］　③感覚　④末梢　⑤中枢　⑥末梢　⑦中枢　⑧慣れ　⑨嗅覚　⑩味覚［⑨⑩順不同］　⑪痛覚

問題5
①大脳　②脳幹　③視床下部　④視床　⑤小脳　⑥大脳　⑦大脳皮質　⑧辺縁系　⑨大脳皮質　⑩前頭葉　⑪中心溝

問題6
①脳　②脊髄［①②順不同］　③求心　④遠心　⑤求心　⑥遠心

⑦体性　⑧自律　⑨自律　⑩体性　⑪脳　⑫脊髄［⑪⑫順不同］
⑬脳　⑭12　⑮脊髄　⑯31

問題7
①外眼　②上眼瞼挙　③角　④結　⑤強　⑥角　⑦網　⑧角
⑨酸素

問題8
①網　②角　③毛様体　④弛緩　⑤緊張　⑥薄く　⑦小さく
⑧収縮　⑨弛緩　⑩厚く　⑪大きく　⑫虹彩　⑬瞳孔　⑭硝子体　⑮眼房水

問題9
①錐体　②中心　③杆体　④周辺　⑤ロドプシン　⑥外側
⑦内側　⑧視覚　⑨暗　⑩明

問題10
①外耳　②中耳［①②順不同］　③聴覚　④内耳　⑤聴覚　⑥平衡覚［⑤⑥順不同］　⑦鼓膜　⑧外耳道　⑨アポクリン

問題11
①外耳道　②中耳　③鼓室　④ツチ　⑤キヌタ　⑥アブミ［④～⑥順不同］　⑦内耳　⑧耳小骨　⑨骨　⑩膜［⑨⑩順不同］
⑪リンパ液

問題12
①蝸牛　②前庭　③半規管［①～③順不同］　④蝸牛　⑤コルチ器　⑥有毛　⑦基底膜　⑧蝸牛

問題13
①反対　②リンパ液　③膨大部稜　④有毛　⑤平衡覚　⑥球形嚢　⑦卵形嚢［⑥⑦順不同］　⑧耳石　⑨カルシウム塩　⑩有毛
⑪前庭

問題14
①上鼻甲介　②嗅毛　③嗅覚

問題15
①嗅覚　②味覚　③味蕾　④味　⑤舌乳頭　⑥顔面　⑦舌咽⑧迷走　⑨三叉

問題16
①機械的　②真皮　③痛覚　④温度覚［③④順不同］　⑤触覚
⑥触覚　⑦圧覚

問題17
①インパルス　②感覚　③幻肢痛　④脊髄　⑤左　⑥腋窩
⑦肩　⑧関連痛

chapter 6
感じる・考える ○×確認問題

①○　②○　③×　④○　⑤○　⑥×　⑦×　⑧×　⑨○
⑩×　⑪○　⑫○　⑬○　⑭×　⑮×　⑯×　⑰×　⑱○
⑲○　⑳○　㉑×　㉒×　㉓○　㉔○　㉕×　㉖×　㉗○
㉘○　㉙○　㉚×　㉛×

③×　触覚ではなく、平衡覚である。触覚は皮膚感覚である。
⑥×　腕は、皮膚の受容器が少ない部分である。
⑦×　味覚や嗅覚の順応は早いが、痛覚はほとんど順応しない。
⑧×　中枢神経に情報を伝えるのが求心性神経、末端に情報を伝えるのが遠心性神経である。
⑩×　脛神経は8対で、胸神経は12対である。
⑭×　虹彩は、毛様体から起こり水晶体の前を円板状に縁取り光量の調節を行う。毛様体は水晶体の厚さを調節する。
⑮×　色を検知する視細胞は錐体、光の強弱を検知する視細胞は杆体である。
⑯×　この過程は、暗順応である。錐体から杆体へ切り替わることによって起こる現象である。
⑰×　この過程は、明順応である。暗順応と逆のことが起こる。
㉑×　創造や判断は、前頭葉が担う。
㉒×　中耳は聴覚のみ関係している。
㉕×　聴覚に関係するのは蝸牛だけである。
㉖×　頭の回転には半規管が、頭の傾きには前庭がかかわる。
㉚×　舌の前2／3は顔面神経が、舌の後1／3は舌咽神経が支配している。
㉛×　味覚は視床を経由せず、脳に伝えられる。

chapter 7
動く　▶p.108～123

問題1
①内臓　②心　③骨格　④アクチン　⑤ミオシン　⑥横紋
⑦平滑　⑧横紋　⑨横紋　⑩随意　⑪不随意　⑫体性　⑬自律
⑭骨格　⑮随意

問題2
①40～50　②運動　③維持　④直接

問題3
①200　②支持　③保護　④造血　⑤貯蔵　⑥凝固　⑦低下

問題4
①椎骨　②椎間板　③前弯　④後弯　⑤前弯

問題5
①腱　②骨格　③骨格　④腱　⑤前腕　⑥前腕　⑦関節　⑧軟骨　⑨関節包　⑩滑膜　⑪関節　⑫可動　⑬靱帯　⑭不動

問題6
①球　②楕円　③平面　④鞍　⑤蝶番　⑥車軸　⑦肩　⑧股
⑨肘

問題7
①運動　②前頭葉　③小脳　④大脳基底核［③④順不同］　⑤小

脳 ⑥大脳基底核［⑤⑥順不同］ ⑦視床 ⑧運動 ⑨小脳

問題8
①下行路 ②大脳基底核 ③レンズ核 ④視床 ⑤延髄 ⑥中脳 ⑦小脳［⑥⑦順不同］ ⑧随意 ⑨不随意 ⑩神経終末 ⑪神経筋接合部 ⑫アセチルコリン

問題9
①筋原 ②A ③I ④細い ⑤太い

問題10
①A ②I ③アクチン ④H ⑤筋節

問題11
①神経筋接合部 ②細胞膜 ③カルシウム ④アクチン ⑤トロポニン

問題12
①伸展 ②屈曲 ③二頭 ④三頭 ⑤二頭 ⑥三頭 ⑦二頭 ⑧三頭

問題13
①筋細胞 ②酸素 ③ピルビン ④2 ⑤クレアチンリン ⑥ピルビン ⑦TCA ⑧ピルビン

問題14
①アクチン ②連絡橋 ③ミオシン ④アクチン ⑤筋節 ⑥アクチン ⑦筋小胞体

問題15
①熱 ②3/4 ③熱 ④体温

chapter 7
動く ○×確認問題

①× ②○ ③× ④○ ⑤○ ⑥× ⑦× ⑧○ ⑨× ⑩○ ⑪× ⑫○ ⑬○ ⑭○ ⑮×

①× 内臓筋は、意思で動かすことができない不随意筋である。
③× 心筋は横紋筋でできているが、内臓筋と同じ不随意筋である。
⑥× 脊椎のうち頚部と腰部が前弯し、胸部は後弯してS字状のカーブを描いている。
⑦× 骨格筋と骨をつなぐ部分を腱という。靭帯は関節を支える強靭な結合組織の束である。
⑨× 関節包の内面は、滑膜でおおわれている。
⑪× 運動連合野は、大脳皮質の前頭葉にある。
⑮× 筋小胞体から放出されたカルシウムイオンがトロポニンと結合し、筋収縮が起こる。

chapter 8
守る ▶p.124～141

問題1
①非自己 ②非特異的 ③自然 ④特異的 ⑤獲得

問題2
①常在細菌叢 ②リパーゼ ③脂肪酸 ④弱酸性 ⑤塩酸 ⑥デーデルライン桿菌 ⑦乳酸 ⑧酸性 ⑨リゾチーム

問題3
①バリア ②粘膜 ③血管外遊走 ④サイトカイン ⑤好中

問題4
①顆粒 ②無顆粒 ③好酸 ④好塩基 ⑤好中 ⑥単 ⑦リンパ［⑥⑦順不同］ ⑧食細胞 ⑨タンパク質 ⑩単 ⑪マクロファージ ⑫単 ⑬好酸 ⑭リンパ ⑮NK ⑯減退

問題5
①顆粒 ②単 ③リンパ ④10

問題6
①1 ②2 ③3 ④抗体 ⑤抗原 ⑥特異的

問題7
①抗原 ②抗体 ③液性 ④リンパ ⑤リンパ ⑥細胞性 ⑦液性 ⑧細胞性［⑦⑧順不同］

問題8
①骨髄 ②赤色骨髄 ③黄色骨髄 ④白血球 ⑤多能性幹細胞

問題9
①骨髄 ②胸腺 ③免疫 ④T ⑤ヘルパーT ⑥制御性T ⑦キラーT ⑧TCR

問題10
①B ②細胞性 ③抗体 ④抗体 ⑤形質 ⑥抗原 ⑦メモリー ⑧ヘルパーT ⑨形質

問題11
①免疫グロブリン ②血清タンパク質 ③抗原 ④定常部 ⑤可変部 ⑥IgG ⑦胎盤通過性 ⑧血液 ⑨IgE ⑩即時型 ⑪ヒスタミン ⑫IgM

問題12
①好中 ②マクロファージ ③好中 ④食作用 ⑤抗原提示 ⑥ヘルパーT ⑦サイトカイン ⑧B ⑨キラーT ⑩食作用 ⑪オプソニン

問題13
①免疫 ②MHC ③ヒト白血球抗原 ④HLA ⑤染色体 ⑥キラーT

問題14
①寛解　②造血幹細胞　③ドナー　④レシピエント　⑤HLA
⑥拒絶

問題15
①赤血球　②抗原ー抗体　③赤血球　④凝集原　⑤凝集素
⑥凝集　⑦腎不全　⑧拒絶

問題16
①A抗原　②B抗原　③抗B抗体　④抗A抗体　⑤凝集素
⑥交叉

chapter 8
守る ○×確認問題

①○　②×　③×　④○　⑤×　⑥○　⑦○　⑧○　⑨○
⑩×　⑪×　⑫○　⑬○　⑭○　⑮○　⑯×　⑰○　⑱○
⑲○　⑳○　㉑×

②×　特定の病原体を認識して排除するのは、特異的防衛機構とよばれる。
③×　相手を選ばず攻撃するのは、非特異的防衛機構とよばれる。
⑤×　皮膚の表面は弱酸性（pH4.5～6.6）となっている
⑩×　好中球が最も盛んで、食作用の50～70%を担っている。単球は血管外に出るとマクロファージ（大食細胞）とよばれ、とりわけ大きなものを飲み込む。
⑪×　ナチュラルキラー細胞（NK細胞）は加齢とともに減退する。高齢になるとがんの発生率が高くなる要因でもある。
⑯×　IgGが最も多い抗体で、正常人の免疫グロブリンの70～75％を占める。
㉑×　O型の人の血漿には、抗A抗体、抗B抗体の両方がある。AB型の人の血漿には、いずれの抗体もない。

chapter 9
子孫をつくる ▶p.142～155

問題1
①精子　②卵子　③タンパク質　④アミノ酸　⑤染色体

問題2
①23　②46　③44　④常染色体　⑤性染色体　⑥XY　⑦XX
⑧減数分裂　⑨23　⑩受精卵

問題3
①22　②1　③23　④XX　⑤XY　⑥クラインフェルター
⑦ターナー　⑧複製

問題4
①女性　②男性　③テストステロン　④ミュラー管　⑤髄質
⑥精巣　⑦ウォルフ管　⑧胎生期　⑨思春期

問題5
①性分化　②生殖器　③成人期　④月経　⑤声変わり　⑥初潮
⑦閉経　⑧卵母

問題6
①視床下部　②Gn-RH　③下垂体前葉　④FSH　⑤LH
⑥精子　⑦間質　⑧卵母　⑨エストロゲン　⑩卵胞刺激　⑪排卵　⑫プロゲステロン　⑬受精卵　⑭黄体　⑮白体　⑯月経
⑰胎盤　⑱ プロゲステロン

問題7
①海綿体　②射精　③収縮　④前立腺　⑤精巣上体　⑥精巣
⑦外尿道口　⑧尿道　⑨精管　⑩膀胱

問題8
①精巣上体　②精管　③核　④頭部　⑤ミトコンドリア
⑥ATP　⑦精嚢　⑧酸性　⑨中和　⑩フルクトース　⑪酵素

問題9
①３　②子宮内膜　③受精卵　④卵子　⑤蠕動運動　⑥精子
⑦24　⑧卵巣　⑨子宮底　⑩子宮体部　⑪子宮頚部　⑫卵管膨大部　⑬卵管采

問題10
①卵管　②卵管膨大部　③頭部　④核　⑤受精　⑥卵割　⑦分裂　⑧卵割　⑨着床　⑩胎盤

問題11
①羊膜腔　②胎盤　③臍帯［②③順不同］　④血液　⑤自発呼吸
⑥胎児循環⑦臍静脈　⑧右心房　⑨卵円孔　⑩肺循環　⑪動脈管　⑫大動脈弓　⑬肺　⑭内圧　⑮卵円孔

chapter 9
子孫をつくる ○×確認問題

①○　②×　③×　④○　⑤○　⑥○　⑦×　⑧×　⑨○
⑩×　⑪○　⑫○　⑬×　⑭○　⑮○　⑯○　⑰○　⑱○
⑲×

②×　男性はXY、女性はXXの組み合わせである。
③×　生殖器は思春期を迎えると急速に発達し、成人期に完成する。
⑦×　卵母細胞が成熟を始め、エストロゲンが分泌される。
⑧×　黄体からプロゲステロンが分泌される。
⑩×　ミトコンドリアが詰まっており、精子の運動に必要なATPをつくっている。
⑬×　寿命は、排卵後24時間である。
⑲×　動脈管は、肺動脈と大動脈弓をシャントする血管である。